名品奶奶育儿经

（韩）印善华 著

卢剑英 译

辽宁科学技术出版社

沈 阳

图书在版编目（CIP）数据

名品奶奶育儿经 /（韩）印善华著；卢剑英译. —沈阳：辽宁科学技术出版社，2013.3

ISBN 978-7-5381-7827-2

Ⅰ.①名… Ⅱ.①印… ②卢… Ⅲ.①婴幼儿—哺育—基本知识 Ⅳ.①TS976.31

中国版本图书馆CIP数据核字（2012）第312978号

出版发行：辽宁科学技术出版社	字　　数：100千字	
（地址：沈阳市和平区十一纬路29号	印　　数：1~5 000	
邮编：110003）	出版时间：2013年3月第1版	
印　刷　者：辽宁彩色图文印刷有限公司	印刷时间：2013年3月第1次印刷	
经　销　者：各地新华书店	责任编辑：张歌燕	
幅面尺寸：168mm×236mm	封面设计：郭晓静	
印　　张：12.75	责任校对：李淑敏	

书　　号：ISBN 978-7-5381-7827-2

定　　价：35.00元

联系电话：024-23284354
邮购电话：024-23284502
http://www.lnkj.com.cn

在职妈妈和奶奶一起品读的
《名品奶奶育儿经》

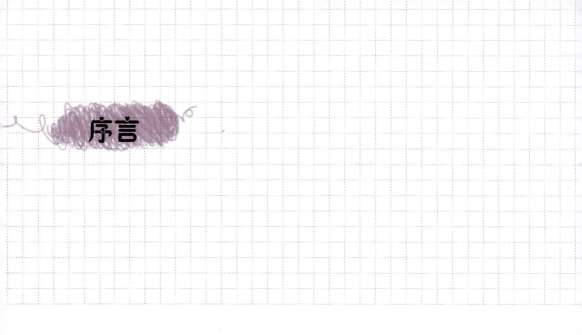

序言

　　"年轻时养育自己的孩子时不知道，现在托老师的福，把已错过的东西重新学了一遍，真的是非常感谢。"当"奶奶育儿教室"的课程结束后，奶奶们用满是皱纹的手紧紧握着我的手表示感谢的时候，我深深地感到开设"奶奶育儿教室"的意义。

　　随着时代的发展，双职工夫妇逐渐增多，但可以将家中幼小的孩子托付的地方却越来越少，年轻的妈妈们不得不把孩子交给年迈的父母，帮忙照料宝宝的奶奶们也日渐增多。奶奶们开始重新学习发生变化了的育儿知识并相互交换信息。相信很多奶奶在负责照顾宝宝的同时是有很多忧虑的，她们担心自己以前的育儿方式和年轻妈妈们相比是不是落伍了，宝宝会不会因为自己老而讨厌自己。

　　既然子女信任我们并把孩子托付给我们，那我们就不要再有顾虑，要认认真真地做好这件事。虽然说奶奶们会因此而作出一些牺牲，但也可以把这看成是实现自我价值的又一次契机。和子女们一起读书一起学习育儿知识对自己的精神健康也大有帮助，很多奶奶对这件事乐此不疲。

　　如果想把孩子培养成懂得照顾别人并拥有美丽心灵的人，奶奶的帮助是必不可少的。从人性层面上来说，奶奶的教育也是非常重要的。因为奶奶的人生阅历很丰富，所以可以把关爱和温暖分享给孩子。奶奶育儿的优势是年轻人所不能及的。

到目前为止，图书市场上为妈妈或爸爸编写的育儿书很多很多，但是为真正负责照顾孩子的奶奶而编的育儿书却少之又少，本书正是基于这一点，从准奶奶的角度出发专为准奶奶而编写。

本书的第1章首先向奶奶们具体介绍了如何有效地解决与子女间的育儿矛盾，通过具体事例让奶奶读懂子女的心，并换一种角度思考问题。鉴于很多奶奶因多年不照顾小孩子而对育儿常识已经很模糊，本书第2章就介绍了基本的育儿常识。第3章介绍了能够识别错误的育儿方法和掌握发生变化了的育儿方法的实用育儿信息。第4章介绍了幼儿按摩，通过详细的图片和说明让奶奶们轻松学习幼儿按摩方法。希望奶奶们通过这本书能够获得育儿的自信心。

谨以此书献给我的父母以及在我身边给我很大力量的丈夫和亲爱的芮琳和英俊。不知不觉间从不懂事的女儿长大成为儿媳妇、妻子和妈妈的我感到非常幸福。此外，非常感谢一直给我鼓励的"国际终生教育院"总部的部长和老师们，"国际知识人协会"的老师们，以及教授育儿课程时给予支援的"ATOHOO"社长。同时，也将此书献给在育儿战线上日夜操劳和忙碌的所有奶奶们。

印善华

Contents 目录

第3章 适用于实际育儿的方法

第4章　奶奶也能做得很好的宝宝按摩

对于很多像我一样上了年纪的老人来说，再也没有比抱上孙子、孙女还要高兴的事儿了。虽然随之而来的是照顾孩子的负担，但是只要调整好心态，奶奶们也能做得很好。

　　请一起好好地抚养我们独一无二的孙子、孙女吧！

第 1 章

出于对子女的怜爱而受托的黄昏育儿

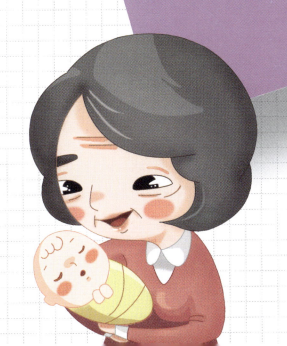

一位职场妈妈与婆婆的育儿战争记

我是住在盆塘已结婚两年的新媳妇。当初带着甜蜜的梦想走进婚姻的殿堂，可真正结婚后才发现理想与现实的差距。曾经想象过生完孩子会很辛苦，但是并没想到会这么累。现在别说是去外面吃饭了，就连出去一小会儿都很难，只要是不工作的时候就会忙着照顾孩子。既想做职场上的女强人，又要照顾家务事和教育孩子，每天的生活都像战争一样。也曾想过把孩子托付给外人或托儿所，但不仅会产生多余的经济负担也很不放心。我不止一次地犹豫过要不要辞职在家专职带孩子。

压力日益积累、膨胀，终于有一天都爆发出来，我和丈夫大吵了一架。当婆婆知道了这件事后把我叫了过去。我本以为会受到婆婆的指责，但出乎意料的是，她竟然拍了拍我的肩膀，说以后她会负责照顾孩子。瞬间我泪如雨下。从那时候起婆婆就开始帮我照顾孩子。我身上的担心一下子就减轻了，非常感谢婆婆。

说实话，一开始的时候我非常高兴。上班的时候把孩子托付给婆婆，她会一直照顾到我下班，这样我白天可以安心地工作。如果是托付给别人就不可能这么安心。虽然婆婆不像妈妈那么方便沟通，但因为能放心地把孩子交给她，我的心里也很踏实。但是，没过多久矛盾也随之而来。

有一次，我看见婆婆把食物嚼碎了再喂给孩子吃，第一次看到这个场景的我只能掩饰我受伤的心。虽然我很想对她说，这样做会把很多细菌传递给免疫力很弱的孩子，绝对不能这么做，但我实在不忍心这么说。不知道是不是察觉到了为难的我，婆婆告诉我："以前都是这样喂孩子的，你的丈夫也是这样喂大的。"但是，现在毕竟是不同的年代了，所以每次看到还执著于传统育儿方法的婆婆，我真的很郁闷。

不止这一件事让我和婆婆因为育儿方式的不同而产生矛盾。几天前，孩子突然发高烧，我慌忙脱掉孩子的衣服，用温湿的毛巾给孩子擦拭全身，婆婆很不同意我的做法，说发烧的孩子必须排汗，应该用被子把孩子严严实实地裹起来。我觉得这只是毫无根据的民间疗法，根本不对。看到婆婆这个样子我感到很迷茫，到底还要不要继续把孩子托付给婆婆？

因为在育儿方法上和婆婆存在不同的见解，所以，虽然把孩子托付给了婆婆，但我不得不继续费心。

终于做奶奶了

当听到儿媳或女儿怀孕的消息后，作为老人的我们心里不仅仅是高兴、激动，也感叹不知不觉孩子已经长这么大了，在我们眼里还是个孩子的他们自己也要成为孩子的妈妈、爸爸了。

英国最优秀的育儿专家米里严·斯托普德在《晚年—— 充满"爱"的时光》中这样描述了对孙子、孙女降临人间的喜悦：

"我从来没有想过，在晚年还能再次因'爱'而心潮澎湃。然而，在我听到女儿怀孕的一瞬间，我的心开始'砰砰'直跳，从头到脚都在颤抖。然后才忽然明白过来'这是我一生中收到的最好的礼物……'"

几乎每一位长辈在听到这个好消息时都会有这样的感觉，想把所有的好东西都给怀有身孕的孩子。作为奶奶的我们到底应该准备些什么呢？

实际上，从高兴地接受儿媳或女儿怀孕的消息开始，奶奶们就已经告知众人自己开始发挥奶奶的作用了。虽然为了当好一个合格的奶奶，想把所有的好东西都给孙子、孙女，但是真正实施的时候，却发现不知道应该怎么做。儿媳也好、女儿也好，是第一次养育宝宝，所以显得有些惊慌失措。而奶奶也因为这是自己的第一个孙子、孙女，有些手忙脚乱。想像别人一样给小宝宝买东西吧，怕子女可能不满意，直接给钱吧，又担心看起来太世俗。好了！从现在开始，为了听到"合格的奶奶"的称赞迈出第一步吧。让我们来看一下庆祝怀孕经常采用的各种方法以及这些方法的优缺点。

送礼物的方法

顾名思义，就是挑选礼物送给宝宝。举例来说，如果给孩子买衣服的话，每次孩子穿上那件衣服，孩子妈妈都会说"这件衣服是奶奶给你买的。"那样小孩子也会自然而然地想起爷爷奶奶。在亲自给孩子挑选礼物的同时，也会加深对即将出世的孩子的爱。然而，买衣服当礼物可能会存在怕尺寸不合适等问题，所以既不能洗一遍新衣服，也不能撕去商标。即便不合适重新换一件也有些麻烦，而且还可能买了家里已有的东西。而且，如果没看到孩子使用自己买的礼物的话，心里还可能会多少有些不舒服。因此，如果想买礼物，与孩子妈妈一起去挑选是比较明智的方法。

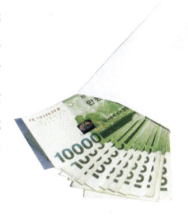

送现金的方法

直接送现金也是一种好方法。因为孩子出生以后，父母能按照自己的品位选择需要的物品。对长辈来说，也消除了去买礼物的辛苦和烦恼。把钱用干净的信封装好，再在信封上写上一两句心里话，就像亲自挑选的礼物一样，子女同样会被感动。然而，这种方法也存在缺点。因为现金并没有标明要用在什么地方，所以本来送给父母让他们给孩子买礼物的钱，很可能会让他们自己花了。

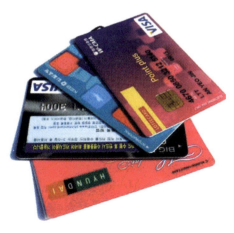

借信用卡的方法

对习惯了新环境下消费方式的父母来说，还有一种不给现金给信用卡的方法。这种方法既能让父母随意购买孩子所需的用品，也能了解他们在哪儿买、买了什么等，所以非常实用。然而，因为没有金额上的限制，所以可能会产生冲动消费等问题。

除了上面提到的这些，还有一件好礼物更能表达爷爷奶奶和爸爸妈妈对孩子的支持和鼓励。笔者到现在都依然清晰地记得在我怀孕时，婆婆对我说的话："为了肚子里的孩子，你得心胸宽阔点。妈妈心胸宽阔了，即将出生的孩子的心胸就会变得更宽阔。"

婆婆教给我作为父母应该以怎么样的心态来迎接一个新生命，我觉得很重要，牢牢地把这句话记在了心里，现在还经常想起。

当我们为怀孕的子女买一些与育儿有关的图书、利于胎教的CD、保养准妈妈身体的营养品时。别忘了，还有更好的礼物——温暖人心的话。与用钱买到的所有礼物相比，最温暖人心的"爱"才是爷爷、奶奶能给的最好的礼物。

奶奶来带最疼爱的宝宝吧

对我们这些上了年纪的人来说，再没有什么比抱上孙子更让人高兴的事了。当然，随之而来的也有照看孩子的压力。因为儿女要上班，非常辛苦，一旦一方为了照顾孩子不上班还会造成经济上的压力，做老人的一定要帮一下才对。但是突然照看孩子，还是难免会有一些烦恼，而且这些烦恼还会形成巨大的压力。

现在由爷爷奶奶或外公外婆照看孙辈的情况非常普遍，但是因为很久没照看过小孩了，而且对传统的育儿方法把握不准，老人们很担心不能胜任。现在，对初生婴儿照顾的方式方法以及理念等都与以前有很大的不同，所以，很多帮助子女照顾孩子的老人是既高兴又充满担忧。

虽然悠闲地度过老年时光非常美好，但是帮助子女照顾孩子也是一件非常有意义的事。我们有抚养孩子的经验，如果再加上书上所介绍的新的育儿知识和信息，您会立即成为一位专业育儿奶奶的。不要认为照顾孙辈会困住了手脚，如果以积极的心态来看待这件事的话，您将会感受到前所未有的热情和精力。

所以，奉劝各位不要再有压力和烦恼了。女儿也好、儿媳妇也好，她们没有养育孩子的经验，也是第一次。她们所知道的养育孩子的方法也只不过是从网上或书上学来的。然而我们这些做奶奶的却拥有她们所没有的生活智慧和阅历。不仅如此，我们还能赋予孙辈宽和的性情和安定的情绪，同时还具有在娴熟经验的基础上轻松应对各种紧急状况的能力。对孙辈的爱也是需要练习的。告诉子女们，放心地把孩子交给我们来照看吧！

接受新的育儿知识难吗

与悠闲自在地度过晚年相比，肩负起照看孙辈的责任自然会有很多烦恼和压力。好不容易盼着子女结了婚，终于可以松口气了，但却无法对照看小孩儿这件事不理不睬。看到孩子们一边努力赚钱、辛苦工作一边照顾孩子，当老人的怎么能不伸手帮一把呢？请不要认为帮助子女照看小孩儿牺牲了自己晚年的幸福，这不是"牺牲"，而是一种"爱"。

踏进晚年的门槛，很多人曾经下定决心一定要去之前没能去的地方旅行，或是做一下慈善活动，从曾经操劳的生活中解放出来。也可以去老年活动中心或老年大学，心情愉快地度过晚年时光。然而现实是，孙辈的到来让自己一步都动不得，甚至连爬山散步都成了一个遥不可及的梦。

就算是有些奶奶不介意因照顾孩子而失去自由，可还是会有很多其他的烦恼。

"我老了，孩子不会因为我身上的气味讨厌我吧？"

"孩子不会认为我很唠叨而讨厌我吧？"

只要以开放的态度花心思学习新的育儿常识，奶奶也会成为不亚于妈妈的优秀育儿专家。

举例来说，带孩子去游乐园时，有的奶奶会本着让其自由玩耍的想法，对其放任不管，但这是很危险的。孩子们会用摸过泥土和沙子的手揉眼睛，把手放到嘴里，甚至会用脏手拿饼干吃。也许有人会说，在以前，孩子们不都是在泥土中打着滚儿长大的嘛，身体也没有什么不舒服的，还很健康。

但是我前面就说过，现在的环境跟以前不一样了。奶奶们应该认识到环境所产生的变化。现在即使是游乐园的沙子，也有很多引发过敏和癫痫等疾病的细菌。有的甚至还被检测出含有会损害视力的大量蛔虫卵。这些都需要奶奶们多加注意。

再举一些例子，有的奶奶往孩子烧伤的部位摸大酱，让呕吐、腹泻的孩子饿着，不加选择地使用一些民间疗法，这些都是不正确的。往烧伤的部位摸大酱，会造成伤口的二次感染，不但不起作用反而有加重伤口的危险。让呕吐、腹泻的孩子饿着，可能会导致脱水或营养问题，所以最好通过喂母乳或输液的方式给孩子补充营养。虽然老人的目的是好的，但是有必要认识到现在环境的变化，摆脱之前盲目信从的民间疗法，转变记忆中根深蒂固的老观念。

为了保护生活在被污染的环境中的孩子，育儿方法也正逐渐变得更加科学、卫生。韩国现在出现了很多"准爷爷奶奶教室"，用来交流学习这些与以前不同的育儿方法。不要把养育孩子看成是一种负担，如果把它看做是生活的一部分的话，我们也会成为"高级奶奶"。

为了孙辈们的教育，有些奶奶主动接触并学习新的育儿方法。平时教孩子英语时，是不是因为电子词典的应用等，让您有跟不上时代步伐的感觉呢？现在有很多电话英语、自治中心、老人大学等机构，开设了针对爷爷奶奶们的英语课程。而且还有的爷爷奶奶为了更有趣味地给刚刚开始学说话的孙子、孙女读童话书，专程去听"童话阅读"讲座。

　　这样的努力对孩子的教育非常有帮助。最终奶奶自己也能学到一些东西，也能产生一定的成就感。所以不要把照顾孙子、孙女看做是一种负担，最好把它看做是老年人自我开发的一次机会。从现在开始认识到这种有益的育儿信息，再稍微费点心，尝试着做一位"名品奶奶"吧！

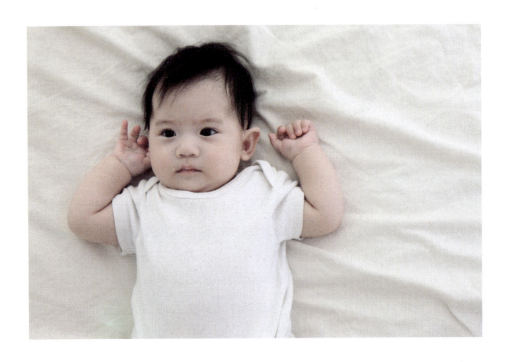

下决心消除育儿烦恼

笔者在针对奶奶做育儿讲座时发现，老人们初期照顾孩子的烦恼和开始照顾孩子之后的烦恼是不一样的。在照顾孩子的初期，恐惧心理是最大的烦恼。然而，在开始照顾孩子之后，体力与健康问题开始正式成为新烦恼。在照看孩子的过程中，大部分老人在刚开始出现体力不支的情况时都会选择忍耐不说，怕子女们担心自己。直到休息后还是没有好转的情况下，才会去看医生。然而有数不清的老人因为身体已经支撑不住了，所以得花费很长时间才能康复。

老人在照看宝宝的同时，产生的病症也是各种各样的。比如：在与孩子长时间的生活过程中，如果缺少与他人交流，老人可能会产生一种孤立感、孤独感，因此可能会引发忧郁症；只能按照孩子的睡觉时间休息，可能引发睡眠障碍；还有，因为不舍得扔掉而经常吃孩子吃剩的食物，可能会引发高血压、糖尿病等。虽然小孩子还很小，但是他们体力好，如果老人也跑跳着追赶孩子，再加上每天抱几十次孩子的话，就会感觉非常累，一到了晚上就会腰酸背痛。所以，负责养育精力旺盛的孩子，会大大消耗老人的体力。

人在身体和心里不舒服时，都希望被安慰。我以前养育孩子时，经常感到筋疲力尽，甚至产生过放弃的念头。可是把小孙子交到别人手里，我又实在不放心。最终我明白了，无论你怎么想，情况都不会发生改变。既然已经负责照顾孩子了，那就积极地改变一下自己的心态吧。不要因为没有其他可以托付的人所以不得不担负照顾孩子的重任而感到痛苦。养育孩子需要一种积极的态度来应对各种状况。为此，奶奶们首先要转变一下自己的心态。

照顾孩子并不是奶奶自己的责任。从现在开始，与子女们敞开心扉谈一下在照看孩子时遇到的烦恼吧。打开家里的电视和收音机，营造一种愉快的氛围也是一个好方法。也有人专门去听"歌谣教室"等类似的培训课，在那里高兴地唱歌。与孩子一块唱歌，是消除压力的一种好方法。希望您不要单纯地把育儿看做是"陪孩子一块玩儿"，而把它看做是"通过孩子获得健康动力"。如果晚上经常因哄哭闹的孩子而熬夜的话，白天孩子睡午觉时，最好不要收拾家务，也与孩子一块休息，补充体力。

最重要的是摒弃"因为孩子，损失了很多"、"因为孩子，睡不好觉"、"因为孩子，不能出去玩"的想法。实际上，这样的想法是非常危险的。因为很容易把照顾孩子产生的压力看做是全都因为孩子。这样自己在不知不觉间就会埋怨孩子，这种错误的心理也不利于孩子的健康成长。

奶奶不是专门伺候孩子的人，应该自信地克服各种困难。换句话说，不要吃孩子吃剩的食物，也不要吃隔夜剩下的食物。可以想象一下，您在吃着剩饭的同时，可能会感叹"连一顿正儿八经的饭都吃不上，我这都在干什么呀？"不要把自己搞成那样的局面，更何况孩子吃的饭菜可能对患有高血糖和高血压的奶奶来说是非常危险的。

实际上，在电视上也能看到，很多由奶奶养育的孩子比由妈妈养育的孩子还要优秀。韩国的"国民小妹"文根英就是一个由奶奶养育大的孩子，她不就是一个典型的诚实的艺人吗？虽然有很多人认为因为长辈容易溺爱所以由奶奶养育大的孩子容易没有礼貌，但并不尽然。相反，奶奶能持续地给孩子一种情感上的归属感，更有利于孩子的成长。而且孩子还能自然而然地通过奶奶学会珍惜家庭，尊敬长辈。因此，奶奶们一定要牢记自己的行为会对孩子产生多么大的影响，消除压力，摆正心态。

育儿方式矛盾的解决方法

年轻妈妈们在把孩子托付给奶奶照顾时，最担心的就是两代人在教育理念上的不同。人生阅历的不同和对人生感悟的不同，在育儿观上必然会有差别。奶奶们在生活过程中也有自己对育儿的独到见解。实际上，不可否认，因为奶奶们抚养过孩子，所以相对于年轻的妈妈来说更有经验。但是年轻的妈妈则非常想按时下流行的方式养育自己的孩子。当不同的养育方式发生冲突时，倍感混乱的就属还没有足够辨识能力的孩子了。所以奶奶们应该加强与子女们在育儿观念上的沟通。

举例来说，在奶奶以比较宽和的方式答应孩子的要求时，孩子有时可能就会反驳妈妈："奶奶说可以，为什么妈妈不同意呢？"比如，在奶奶家玩闹了一整天都不要紧的孩子晚上回到家之后，一玩闹妈妈就生气，孩子就不理解妈妈为什么会生气，感觉很奇怪。再比如，妈妈让孩子改掉吃手指的坏习惯，但爷爷奶奶却不会对他吃手指说什么。如果爷爷奶奶容忍他吵闹，那不管妈妈怎么管都没有用。

建议家里定下一种养育原则，由妈妈负责教育、训导、打预防针等，由奶奶负责制订诸如用什么样的澡盆洗澡等细小的规则。而像妈妈下班后尽可能早回家；孩子起床后先让他喝一杯水；只提供加餐，禁止速食和饼干；每天让孩子喝两杯牛奶；每天看电视不能超过30分钟；天气好时每天带孩子去一次游乐园等具体的教育方法，由双方商议决定。双方还要明确与健康有关的各种事项，比如在断乳期不能吃得太淡、孩子受到惊吓时不要用不科学的方法抚慰孩子等。也就是说，双方通过充足的对话制订必须遵守的原则和不能违反的规定等。只有这样，孩子才能拥有明确的价值观。而且一定要让孩子遵守父母所禁止的各项事项，父母责备孩子时，长辈的态度应客观公正。有的长辈在孩子的父母训斥孩子时，故意站在孩子一边，这样孩子长大后也很难认识到自己的错误。

另一方面，照看孩子时的辛苦是其他任何劳动都无法比拟的。虽然长辈帮忙带孩子有助于减少经济压力，但是子女们不能对长辈们的辛苦视而不见，也不能只用钱来补偿。所以奶奶自己也应该明确认识到育儿是一种劳动，且一定要接受儿女对自己的感谢。

事实上，很多老人怕给孩子造成经济负担，不要求儿女们的回报，而是觉得老了还能帮帮子女说明自己还有用。有些儿女说过要给老人照看费，但却经常忘了给，老人也不好意思开口要。大部分老人是想无偿帮助一下做双职工的子女才帮忙照看孩子的，所以根本不会提照看费的事。事实上，即使接受了子女给的照看费，大部分的钱都用来给孩子买零食吃、买新衣服穿了。

然而，越是亲近的家人，就越应该明确地商定工资问题。当然很难像上班族一样在规定的时间内拿到钱，但在开始之前就应该明确商定这一问题。又不是别人，就算脸皮厚点，又有什么好担心的？现在的年轻夫妇们反而比较容易接受这样的规则。

各个家庭的经济条件有所不同，子女给帮自己带孩子的老人的钱的数额也不同，有几百的、有几千的，也有一分不给的。虽然金额是根据子女们的经济状况制订的，但是作为子女的也应该不定期地给老人零花钱，因为，承认奶奶的劳动也有利于孩子的成长。

但是奶奶也要注意，不应该说一些诸如谁家子女给老人多少钱之类的话。虽然有时子女也想多给一点，但却受条件限制无法给更多，他们也会愧疚，老人要多包容。当然，不管怎样，也不要总提供免费劳动。在开始照看孩子前就确定好金额和支付日期吧！也建议子女不要把钱直接打到存折中，最好把钱放在信封里，在信封上写上对老人一个月来照看孩子的感谢，这样交给老人的话，老人将会更高兴。

各种育儿情况的优缺点

	优点	缺点
打包行李到孩子家中，24小时照看	因为 24 小时与孩子在一起，所以非常方便，和孩子相处的时间也更长	日常生活没有空闲时间 与家人有矛盾时，无处可去 很难把朋友带到家里
早上到孩子家上班	童话书、孩子用品等非常充足，没有必要重新购买。孩子爸爸、妈妈回家后自己可以回家休息	有时无法兼顾家务
早上把孩子送到奶奶家	不用走动非常方便 因为是已经习惯的生活场所，所以做得饭菜更可口	玩具、儿童用品等及极不足 孩子的玩具乱七八糟，家里非常乱

如何解决和儿媳间的矛盾

　　奶奶自己生过孩子，有养育孩子的经验，可以说是"育儿老手"。然而刚生过一两个孩子的儿媳却什么都要干涉，好像她自己什么都懂似的，这样奶奶就会很生气。作为奶奶，虽然有时会忍不住说"你那么懂，你自己养吧"，但是看到孩子们辛苦地奔波于工作与家庭之间，最终还是会忍下来。

　　有时，儿媳会很忙，奶奶也会心生不满，这时，我建议奶奶们加强与儿媳间的沟通，不要总生气，或不管三七二十一地先抱怨一通。还有，不要过多地干涉给孩子吃的东西和穿的东西等。和儿媳相处又不是一两天了，因一些小事引起双方的误会，也会由此引发新的婆媳矛盾。

　　因为抚养孩子的问题与儿媳产生矛盾，这种家庭环境也不利于孩子的成长。如果是与亲生女儿产生矛盾，即使发生激烈的争吵双方也会很快化解，但是与儿媳产生矛盾的话，一不小心很可能会影响双方的感情。所以，通过对话，平心静气地解决吧。不过，在进行对话时，最好先考虑一下儿媳的立场，之后再从自己的立场出发。调和双方在育儿意见上的分歧时，"换位思考"是加深婆婆与儿媳间相互信任的好方法。

　　即使对儿媳很不满，也不要表达得太直接，沟通时要注意方式方法，要照顾到对方立场，以便达到双方充分调和的目的。最重要的就是采用商量的语气表达自己的意思。不妨先关心地问一下对方是不是很忙啊，用类似的话先把气氛调节好，再婉转地表达自己的想法。相对于埋怨儿媳没有照顾孩子的经验或生气地训斥儿媳来说，多体谅、多理解、多沟通更容易找到解决问题的方法。

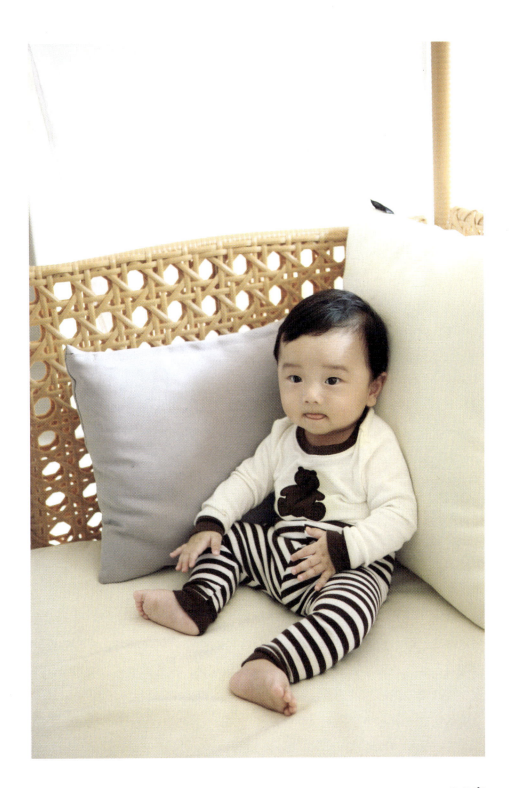

如何解决和女儿间的矛盾

相对于奶奶带孩子来说，似乎由外婆帮忙带孩子的越来越多，这可能是由于婆媳之间不如母女之间更亲密、说话做事也不那么随便的缘故吧。对女儿来说，自己的妈妈就是自己坚实的后盾，所以更愿意把孩子托付给自己的妈妈带，妈妈们也更愿意给女儿带孩子。

尽管如此，真正开始照看孩子以后，从前本来亲密无间的母女关系也会产生隔阂，也会有矛盾出现。一边要替女儿做家务，一边还要照看小孩，如果女儿对哪不满意还要发牢骚的话，自然而然地心里会有些不舒服。对女儿来说，因为是与自己妈妈之间的问题，还不能跟丈夫说起，所以无法缓解，只能自己嘟囔。原本很好的母女关系产生裂痕，又不能及时得到解决，问题会越发严重。

从女儿的角度来说，因为是自己的亲妈妈，与婆婆不同，与婆婆相处可能会有所顾忌，与自己妈妈相处则会很随意，所以一旦对妈妈的育儿方式方法不满意就会抱怨，这就可能会加深双方的矛盾。原本是非常亲密的关系，最终却可能因为一些小口角发展为高声争吵。

这时，与其埋怨是谁的错误，不如把它看成是一个很自然的问题。在处理这件事情时，重要的是作为妈妈以什么样的心态去解决问题，要理解女儿是跟自己妈妈相处才会如此随意。不要轻易发火，当然，也不能一味忍让纵容，要让女儿理解你的感受。采用平心静气的对话来解决所有问题吧。解开心里的疙瘩，双方将会更加理解对方。

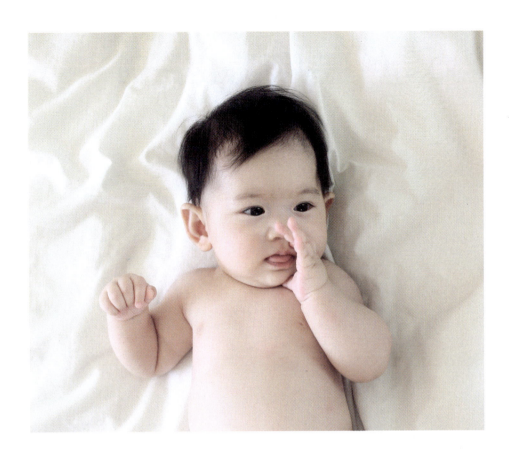

大家一起做 制订育儿原则

1. 教育

2. 训导

3. 预防种类

4. 洗澡

5. 下班时

6. 孩子起床时

7. 加餐

8. 牛奶

9. TV申请时间

10. 游乐园

11. 断乳期食品

12. 健康

生活在现代的我们，周围有各种有害环境。

　　接触各种污染的孩子们的免疫力要比以前差多了。

　　而且，与成年人相比，孩子们的免疫力也要弱一些，对包括环境污染在内的周围的有害环境更加敏感。

　　奶奶们必须要牢记这一点。

第 2 章

基本育儿常识

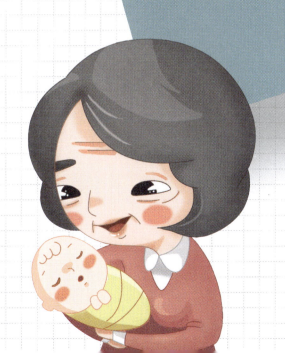

一勺米饭引发的思考

我们的孩子10个月大。因为我和丈夫都有工作，所以由婆婆帮我们照看孩子。一天，婆婆给我办公室打来电话，说孩子出了点事，让我赶紧回家。我脸色煞白，扔下所有工作，眼泪汪汪地跑了出去。回到家后，听婆婆说了事情的经过，原来起因不是因为别的，就是因为"饭"。

婆婆在盛饭时，不小心把一勺饭撒在了正在旁边的孩子的身上，而且正好掉到了孩子的脸上。刚从高压锅中盛出来的滚烫的饭粘在了孩子眼睛周围，结果可想而知。幸亏我们处理及时，并迅速把孩子送到了医院，才没有造成大问题。此事让我非常自责，为了这个家我努力工作赚钱，却不能把自己独一无二的孩子守护好。

烫伤的伤疤与别的伤疤不一样，过很长时间才能消退，我心里也很是埋怨婆婆。朋友都安慰我说，孩子烫得不严重，就是万幸，如果滚烫的饭勺直接盖到孩子脸上的话，事情会更严重，我只想象一下那个情景就觉得头皮发麻。

从那之后，我感觉安全问题比疾病更可怕。然而，可能是婆婆年龄比较大的缘故，总是粗心大意，对安全隐患并不注意。可问题往往就是在你放心时、在出人意料的地方突然发生的。孩子小不懂事，又特别好动，在好奇心的驱使下什么都想摸摸看看，作为奶奶不是应该多上点心吗？但是婆婆却对这些完全不放在心上，经常把孩子扔在一边。不知道她这么一分神究竟还会发生什么危险。我实在不能让婆婆再继续照看孩子了，根本没法安心工作。

每次孩子身上有一点伤，我心里都会非常难过。

实际上，婆婆令我伤心的事并不是只有这一件。孩子没喝完的牛奶，婆婆从来不盖上瓶盖，就那样放着，像最近的这种梅雨天气里，空气湿度很大，如果不盖上瓶盖的话，可能会生小虫子。大麦茶也是盛满满的一牛奶瓶，让孩子一喝就喝一整天，超过6小时的大麦茶不是对人体有害吗？做断乳食品给孩子吃的时候，也是一天做一点给孩子吃最好，但是婆婆一煮就煮满满的一锅，一直放在煤气灶上，每顿饭给孩子热一热。米饭煮得都涨开了，分不清是胡萝卜还是菠菜，颜色都变得黑乎乎的……虽然婆婆很爱孩子，但是又不能把这些基本的育儿常识一条一条地告诉她，就只能我自己生闷气了。

现在孩子们的免疫力下降了

生活在现代的我们，周围有各种有害环境。呼吸的空气和喝的水也不再纯净，不是含有重金属，就是被放射能污染，生存在这种环境下的现代人，免疫力减弱，身体经常发生各种疾病。环境污染又会给刚出生的孩子造成什么影响呢？接触各种污染的孩子的免疫力与之前在空气清新、水清洁的环境下生活的孩子已大不相同了。而且孩子的免疫力比成人的免疫力更弱一些，所以对周围各种有害环境更加敏感。奶奶们一定要认清这一事实。

为了保护孩子远离被污染的环境，现在的妈妈们做着很多我们以前不曾做过的工作。比如给孩子吃增强免疫力的补品，每天用紫外线杀菌器清扫家里的角角落落。不仅如此，为了遏制细菌繁殖，妈妈们还每天不辞辛苦地用滚烫的热水煮奶瓶和毛巾。光给奶瓶消毒还不够，还给育儿用品和玩具消毒。有些奶奶们没有认识到已经变化的环境，还按以前的标准，所以看不惯这样的做法，甚至认为太干净了只会降低孩子的免疫力，反倒是不打扫卫生、大大咧咧的以前，孩子更不容易得传染病和感冒。

我在这里想再强调一遍，现在的环境与以前完全不同了。现在出生的孩子的免疫力本身就差。因此，像过敏、鼻炎、食欲不强、成长障碍、哮喘、中耳炎、频繁感冒等病症经常发生。所以，希望奶奶们不要指责妈妈们的神经质。转变一下想法，在孩子的卫生管理上再稍微上一点心，尽管多累一点，但对孩子更有好处。

熟知孩子的成长状态

孩子在成长过程中，每一个阶段都有每一个阶段的进步，比如撑稳脖子、学会翻身、咿呀学语等都会在不同的时期内发生。而父母也都是从孩子的这些反应中真正感受到孩子在成长，并通过与同龄孩子的对比中判断自家孩子是长得快还是慢。如果孩子比同龄的孩子长得快，心里会很高兴，如果孩子比同龄孩子长得慢，家长就会担心孩子哪里不正常。没有养育孩子经验的妈妈经常以从网上获得的信息为基础，一旦觉得孩子哪儿发育得慢就会感到焦虑。每当这时奶奶们会劝她们耐心点，因为奶奶们根据经验得知，每个孩子的发育状态多少都会有所不同。

事实也是这样，可能有的孩子不经过翻身阶段直接就会爬；也有的孩子不经过咿呀学语阶段直接就会说话。尽管如此，我还是要奉劝大家，在孩子的成长过程中，"放心是禁物"，对任何小事都不能掉以轻心。虽然有些奶奶会认为，时候到了，自然就会了，但还是有必要按期对孩子进行检查。

我曾遇到过这样一个例子。有个小宝宝过了周岁后才能撑起脖子，而一般孩子在出生后的2~3个月就能。妈妈感觉非常奇怪也很担心，想赶紧去医院看一下。然而奶奶认为妈妈大惊小怪，觉得孩子从出生开始身体就很弱，所以比同龄的孩子发育慢很正常，不是什么大事。结果，孩子最终被鉴定为残疾。孩子出生就有认知障碍，所以才比同龄孩子发育得慢。

当然，每个孩子都有差别。有发育稍微快点的孩子，也有发育稍微慢点的孩子。但如果认为孩子看起来与同龄的孩子相差很大的话，不要放任不管，最好带孩子去儿科检查一下。如果像前面说的，孩子两个月后还不能撑起脖子来，或者周岁之后还不能自己坐稳的话，最好去儿科咨询一下。免得一旦有问题，被子女们埋怨事小，耽误了孩子就后悔莫及了。

检查自己珍爱的孙子的发育状况，确认孩子是否健康成长，这不仅是作为奶奶应该做的，也是为了孙子的健康生活所迈出的第一步。

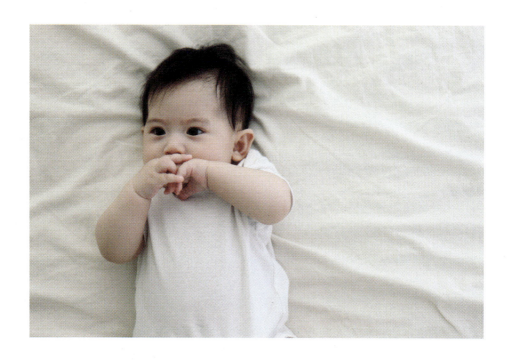

按不同月份进行成长检查

0~3个月的孩子

能感觉到听觉和触觉

0~3个月是孩子刚从妈妈肚子里出来适应世界的一段时期。因为孩子的免疫力还很弱，所以对周围的有害环境非常敏感。这个时期的孩子需要奶奶温暖双手的抚触和亲切和蔼的语言。

要对既看不到又听不懂的孩子说话，这是为什么？孩子从在妈妈肚子里开始，一直能听到妈妈的声音，所以熟悉妈妈的声音。妈妈温柔的声音让孩子感觉到了安全感。当孩子出生后由奶奶不得不代替妈妈照顾孩子时，奶奶与孩子之间的不断对话就显得非常重要了。看着孩子的眼睛，温柔地对她讲话，你会感觉孩子好像能听懂似的，甚至能感觉到孩子会做出反应。孩子的感觉器官最先发育的就是触觉和听觉，所以，最好对这一时期的孩子进行一下听觉刺激。可以给孩子听摇铃的声音或给孩子听音乐。最好的还是奶奶的声音，会给孩子一种心理上的安全感。

另外一种能给孩子带来心理上的安全感的是皮肤接触。这一时期的孩子五感发育得还不完全，主要是通过触觉来认识事物的。我们老一辈的人经常认为孩子的骨骼还不够强壮，所以不能随意对孩子进行按摩。但是这是过去的想法。给宝宝进行按摩不仅有利于宝宝与奶奶之间的关系，还有助于孩子的健康成长。不仅如此，给宝宝按摩还有助于增强孩子的消化功能，有助于宝宝排便，而且还有助于宝宝的血液循环。给宝宝按摩会让宝宝感觉非常舒服。

开发视觉

孩子的感觉器官中，最晚发育的就是"视觉"。刚出生不久的孩子只能区分黑白两种颜色，大约3个月后，孩子开始能分得出其他的颜色。因为出生不久的宝宝很难对准焦距，看不清远处的东西，所以初期最好在离孩子15厘米左右的地方给孩子看东西。对开发视觉比较有帮助的玩具就是"转铃"。"转铃"是典型的有助于开发孩子视觉的玩具。刚开始颜色不要太杂乱，最好悬挂颜色单调而形状不一的东西，让孩子观察事物的样子，如果孩子对这样的视觉刺激没有反应的话，建议您最好去医院检查一下。

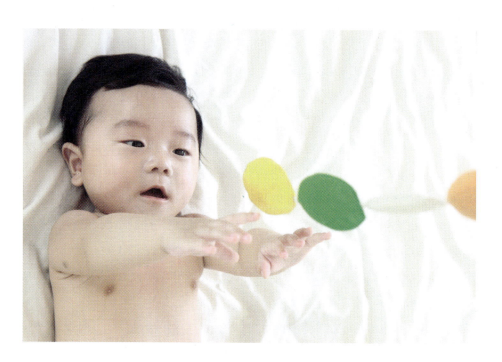

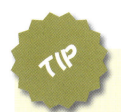

观察新生儿的反射动作

横反射

假装突然放下孩子时，孩子会无意识地想抱住什么东西，胳膊也会做出抱东西的样子，这被称为"横反射"。出生3~4月后自然消失。

握拳反射

用手指轻轻刺激孩子手心的话，孩子会反射性地做出抓紧对方手指的动作。这与想与妈妈在一起有很深的关系，在出生后的3~4个月内会自然消失。

寻找反射

指的是孩子肚子饿的时候，拿手指碰孩子的嘴唇时，孩子会做出突出嘴唇与吸嘴唇的动作。有的奶奶会认为这是孩子饿了，所以会不断地喂孩子喝牛奶，然而这只不过是孩子的反射性动作，不要总是喂孩子牛奶。

学步反射

指的是像让孩子学习走路一般，让孩子的上身稍微倾斜，孩子会抬高脚，做出走路的样子。这时奶奶会认为孩子马上要学习走路了，所以总是试着让孩子学走路，这会刺激孩子还未成熟的骨关节，奶奶一定要注意。

4～12个月的孩子

动作多了起来

这一时期的孩子能自己翻身了并开始学习爬行。5～6个月大的孩子能自己翻身。6个月的孩子开始长牙齿，这时牙床有些痒，孩子会变得很敏感。正是因为长牙牙床会很痒，所以孩子会将能碰到的东西都往嘴里填。孩子就是在舔、咬东西的过程中，认识了这个世界。因为这是一种自然现象，所以只要不是危险的东西，没有必要非得从孩子嘴里抠出来。如果把东西抠出来，反而会引起孩子的不满，不利于孩子人格的形成。还有，因为这一时期还是孩子体重变化的重要时期，所以摄取均衡的营养对孩子的成长非常重要。而且这一时期孩子开始认生，看到生人可能会哭。到12个月大的时候，孩子一般都能自行坐起来，发育快的孩子还能自己走路。一般孩子在12～14个月前后学会走路。

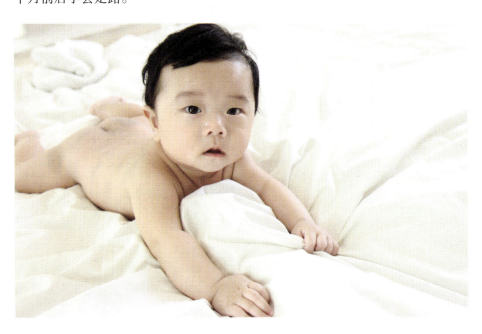

12～36个月的孩子

开始有认知力

孩子在周岁之前，翻身、爬行、站立等各个发育阶段都比较迅速。在周岁过后，发育速度就会放缓，但在认知方面会产生重大变化。周岁时，孩子不再只是呀呀作语，开始能说简单的词语，意思表达变得多样起来，对事物也充满了好奇心。而且能够自行移动，自由走动，并在看、触摸、吮吸事物的过程中满足自己的好奇心。所以这时候的孩子最容易出危险，最好把危险物品放在孩子接触不到的地方。

孩子18个月之后，走路不再像以前一样颤颤巍巍、令人担心，步伐渐渐开始稳健起来。孩子在这个时候也开始可以控制自己的大小便了，所以最好在这时候进行大小便的训练。

等到24个月以后，孩子的运动能力越来越强，所以应该让孩子做一些活动量大点的游戏，这样能更好地锻炼孩子的动作协调能力。而且这个时期的孩子理解领悟能力开始发展，所以这个时期奶奶最好多和孩子交流，与孩子进行各种对话，帮助孩子增强理解能力。给孩子读童话书也是一种好的方法，一边让孩子看着插图，一边给孩子读故事。举个例子，如果童话书中有小鸡的话，您可以用手指指着小鸡插图说："小鸡是什么颜色的啊？黄色的对吧？小鸡会'叽叽叽叽'地叫"。如果您经常给孩子阅读各种故事，也会刺激孩子的好奇心。奶奶越是在这方面多费心，就越有助于开发孩子的左右脑。

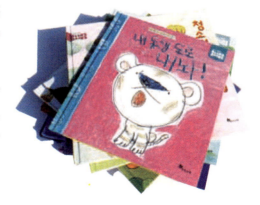

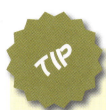

与咿呀学语的宝宝对话

　　孩子在开始说话之前的咿呀学语是语言能力发育的起步阶段。出生时最常出现的"哇哇"的哭声，在出生后2个月左右变为咿咿呀呀的声音。从这时开始，孩子开始用"baba"、"mama"等音节来表达自己的意图。您可以把这看做是一种"发声练习"。孩子的这种发声练习在出生后6~8个月到达顶峰，大约在1年之后逐渐减少。这时奶奶最好多对孩子说话，刺激孩子发声。如果奶奶积极与孩子对话或给孩子讲故事，孩子会更快地学会说话。语言刺激的方法非常简单，看着孩子的眼睛，多和孩子说话就可以了。如果孩子没有反应，您可以尝试着声音大一些，动作和表情稍微夸张一点，不断与孩子对话。模仿一些有趣的动物也不失为一种好办法，让孩子的眼睛集中在奶奶的嘴形上就可以了。

孩子动作中潜藏的意思和信号

因为孩子不能说话，所以奶奶有必要从孩子的动作中读懂孩子潜藏的意思。奶奶只有感知、判断这些信息，才能提前遏制可能产生的问题。

睡觉时也会笑

人们都说，孩子的微笑就是天使般的微笑。而事实上，孩子的微笑是不具有任何感情意义上的微笑，只不过是一种牵动左右嘴角上扬的生物学性质的表情。有意思的是，有研究表明幼年的大猩猩也会有这样微笑的动作。

用手背触摸奶奶的胸部

因为孩子想确认抱着自己的奶奶的存在，所以总是会用手背触摸奶奶的胸部。孩子之所以会用手背，是因为如果这个时期刺激孩子的手心的话，孩子会立即做出紧紧抓握的反射动作。所以孩子会用不会做出抓握反射的手背来确认奶奶的存在。当孩子做出这种动作时，奶奶最好温柔地说"对，奶奶在这儿呢"。

受惊吓时的动作

孩子周围发出巨大响声时，孩子会吓一跳，猛地向上伸开双臂，这被称为"吃惊反射"。据研究调查，吃惊反射是从怀孕3个月开始出现的。胎儿在妈妈肚子里的胎动就是由于做出吃惊反射引起的。因此孩子在做出吃惊反射时，奶奶可以温柔地对孩子说："宝贝孙子吓了一跳啊！"让孩子感觉到很安全。

喜欢被摇动

孩子之所以喜欢大人轻轻地摇晃自己的身体，是因为负责平衡感的感觉器官影响着孩子的情绪。因为晃动孩子时，感觉器官会产生一种快感，所以孩子会很高兴。在晃动脖子还挺不直的孩子时，最安全的做法是用手托住孩子的脖子轻轻晃动，切忌用力过大的摇晃。

经常打嗝

因为孩子的神经系统还未发育完整，所以经常打嗝。打嗝是心脏与肚子之间的横膈膜突然收缩时出现的一种"反射作用"。因为孩子是复式呼吸，所以更容易打嗝。而且孩子在打嗝时，偶尔还会呕吐。这时，奶奶可以用奶瓶喂孩子一些干净的水帮助孩子停止打嗝。为了不刺激孩子的横膈膜，奶奶平时最好控制一下喂牛奶的量。在孩子很饿的时候，急急忙忙地喂孩子喝奶就很容易引起孩子打嗝。此外，冷空气进入肺部时，也会引起打嗝。这时，给孩子盖上被子，让其保持温暖，孩子就会停止打嗝。无论是奶奶温暖的怀抱还是轻声的话语，都会让孩子在心理上产生一种安全感，而且孩子被抱在怀里时产生的压迫感也会减轻隔膜的收缩，使孩子停止打嗝。但是，要注意的是孩子在打嗝时，最好不要突然拍打孩子的背部或晃动孩子。

打嗝一般不是大问题，但

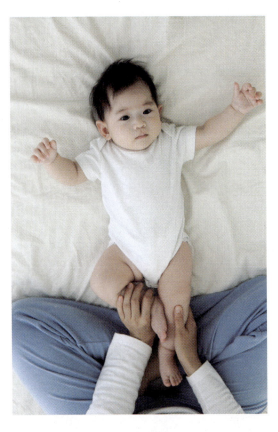

如果孩子长时间不停地打嗝，有必要怀疑孩子得了"脑炎"、"脑肿瘤"或"部脑损伤"。而且，如果孩子经常产生类似打嗝似的声音的话，孩子可能患上了"喉头软化症"。虽然大部分过段时间就会痊愈，但如果持续性呼吸困难的话，最好带孩子去医院，让医生检查一下，找到正确的治疗方法。

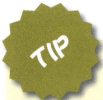

让孩子打饱嗝的要领和注意事项

要领

1. 奶奶抱着孩子，让孩子呈坐姿，往下将孩子后背10分钟。

2. 让孩子呈站姿，下巴搁在奶奶的肩膀上，往下将孩子的后背。

3. 如果孩子这样睡着了的话，可以轻轻抱着孩子，温柔地抚摸孩子，在不吵醒孩子的状态下，让孩子打出嗝来。

4. 孩子打出饱嗝来之后，不要立即放下孩子，最好再抱着孩子轻轻拍一会。

注意事项

1. 如果孩子没打出饱嗝来就睡着了的话，不要让孩子左侧着睡，最好让孩子右侧着睡，孩子的头最好稍微高一点。

2. 如果轻拍孩子5分钟之后，孩子还没有打饱嗝的话，安心地放平孩子就可以了。但孩子的头最好靠一侧，枕头也要低一些。

3. 不要用力地拍孩子的后背，要像一下一下地拍孩子那样抚摩孩子。手要五指并拢，呈碗状。

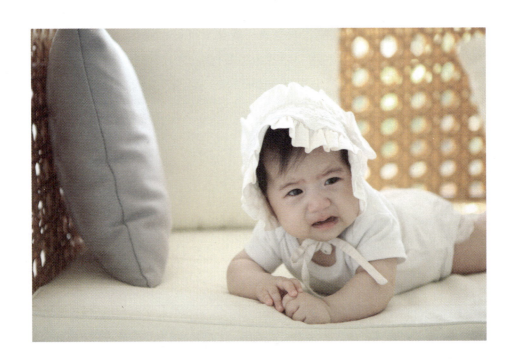

打饱嗝时漾奶

因为孩子很难自己打饱嗝，所以在孩子喝完奶之后，一定要把孩子竖着抱起来，让他的头靠在自己肩上，轻轻拍打后背。因为孩子的内脏还很脆弱，所以在孩子睡觉之前喂奶时，一定不要忘了让孩子打出饱嗝来。如果孩子不打出饱嗝来的话，在睡觉的过程中就容易发生"食道逆流"，把之前喝的牛奶都吐出来。

虽然给孩子拍饱嗝时只把空气排出来会比较好，但是即使孩子在打嗝时把牛奶吐出来也没必要过于担心。这不是呕吐，而是因为孩子的胃发育得还不健全而自然引发的逆流现象。甚至在孩子出生后的9~12个月内，这种现象都非常容易发生。但对于脖子还未能挺起来的孩子要特别注意这一点，因为呕吐物可能会阻塞孩子的呼吸道。

对于吃母乳的孩子来说，因为母乳比较容易消化吸收，所以有时也会出现不打饱嗝的情况。但是如果用奶瓶喂孩子喝母乳的话，还是一定要让孩子打出饱嗝来，以防止逆流的发生。

孩子不睡觉总哭

孩子的哭也是一种表达方式，不能说话的孩子只能通过哭来表达自己的意思。有时孩子的哭会让奶奶有些摸不着头脑，尿布也很干爽，牛奶也喝了很多，不知道为什么还要哭。其实也不必过于担心，孩子哭是很正常的。孩子出生之前在妈妈安全温暖的子宫内没有任何烦恼地度过了10个月，然后突然地来到了外面的世界。现实中的各种声音和光线可能会让孩子感到非常恐惧，为了让自己吃饱还得使劲地吸奶瓶，所以"哭"只是孩子表达自己感情的一种方式。

很多老人们会常说，孩子一哭就抱会给他养成一种坏习惯。但需要注意的是，如果孩子哭时把他放在一边不理睬，孩子的性格可能会不好。特别是3个月之前，奶奶在照看小宝宝时要尽量多抱抱他，尽可能地满足孩子的要求。

当孩子哭时，积极地应对，满足孩子对温暖怀抱的渴求吧。只有这样，孩子才会有健全的性格，成长为活泼开朗的孩子。

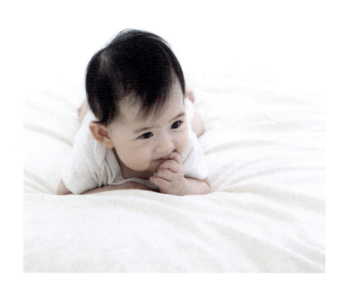

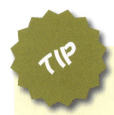

哭的类型

肚子饿时的哭

睁着眼睛，张嘴大哭。把手放在孩子嘴边的话，孩子会转过头来想吸手指，嘴唇也会突出来。这时请看一下给孩子喂奶的时间和分量。如果是到了喝奶的时间或牛奶量不足时，孩子就会哭。

犯困时的哭

眼睛一睁一闭地哭闹不停。温和的声音会让孩子在表情没有变化或没有眼泪时安静地睡着。这时，请给孩子一个安静的适合睡觉的环境。请停下手中的家务活，关掉电视和吵闹的收音机。

还想被抱着或还想玩时撒娇的哭

没有眼泪地哭。胳膊和腿晃来晃去，眼睛咕噜咕噜乱转。这时可以看着孩子的眼睛安慰孩子，和他一块玩。

让换尿布时的哭

玩着玩着突然哭起来。虽然因为想睡觉或肚子饿而哭的孩子会很乖巧，但本来高兴地玩着时突然哭起来的话，可以查看一下尿布。也可能是衣服脏了让孩子感觉不舒服，所以孩子才哭的。查看一下孩子的衣服。

生病时的哭

睡着睡着就哭起来。这时轻轻地按摩孩子的肚子，或喂孩子喝点热水让孩子打出个饱嗝来，孩子会重新睡着。如果孩子哭闹得很严重，要怀疑一下孩子可能是得了"中耳炎"或"肠套叠"，最好到医院咨询一下医生。

如打仗般的吃饭时间

"好宝宝，再吃一口。""好好吃饭的话，给你糖吃，给你买玩具。"很多奶奶给孩子喂饭时就这样弯着腰跟在孩子屁股后边跑，本来腰就不舒服，为了让孩子吃饭，腰跟断了一样。孩子不想吃饭跑来跑去，奶奶连哄带吓唬，什么招数都用上了，可孩子还是跑来跑去，不好好吃饭。可以说，给小孩子喂饭就如同打仗一样。孩子不吃饭，怎么哄怎么劝都不管用，奶奶也变得筋疲力尽。但是又不能放弃，因为现在正是培养孩子好的饮食习惯的最重要的时期。

很多奶奶总是说孩子这也不吃那也不吃，但再仔细听听的话会发现，孩子除了不吃饭以外，糖、酸奶、面包、点心等所有的零食一样不落。有的奶奶会感觉既然孩子不吃饭，那就让孩子多吃点零食，所以总是给孩子一些别的东西吃。这种做法会更加不利于孩子养成好的饮食习惯。因为零食成了孩子的主食。那么，从现在开始给大家介绍几种把"战争般的吃饭时间"变成"幸福时间"的方法。

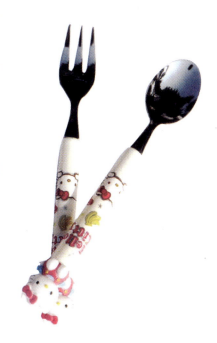

减少除饭以外的所有零食

您知道人类的饥饿感不是来自"饭

量"而是来自"血糖"吗？所以最少在吃饭2小时之前不要给孩子零食吃。被甜味养刁口味的孩子自然会感到饭菜没滋味。如果孩子哭闹着要吃零食的话，你可以采用饭后给孩子零食的方法，最好给他制订如果不把饭吃干净就不能吃零食的规则。

采取"饿了就吃，不饿就别吃"的态度

奶奶们喂饭的时候都常说："拜托你稍微吃一点吧，要这个吗？吃这个吗？你吃了这个的话，给你买玩具。"或者说："你剩下的话我揍你啊！得都吃完。"每天吃饭的时候想尽办法，什么招数都用上了，把吃饭弄成一件非常特别的事，这样反而会让孩子感觉到压力。平日里给孩子端上饭劝他吃饭时，如果孩子说不吃，那就不要再劝他第二次，让孩子明确知道他不会因为不吃饭被数落后，吃饭这件事就不再显得那么特别，孩子没了压力，慢慢地他会自然而然地自己来吃饭了。

不要执著于"就再吃一口"

喂不想吃饭的孩子一勺饭，这勺饭的营养没有任何意义。孩子吃饱了还勉强孩子吃，只会让孩子更加不耐烦。把碗换成小一号的，饭量稍微减少一点反而会更有效。

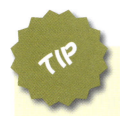

8种培养正确饮食习惯的方法

不要强迫孩子吃特定的不喜欢的饭菜

不要抱有一种否定的态度，这可能会把孩子只是不怎么吃的食物变成完全不想吃的食物。

不要因为孩子吃饭而夸奖孩子

因为你不夸奖孩子时，可能会出现相反的效果。

培养孩子到饭桌上吃饭的习惯

让孩子认识到，吃饭时不跑来跑去，在饭桌前与其他家人一起吃饭是大家都应该遵守的吃饭习惯。

不要喂孩子吃饭

这剥夺了孩子自己吃饭的机会。

即使吃完饭，也请清除周边吸引孩子注意力的事情

因为孩子会因为想玩儿不想吃饭。

不要看电视

因为孩子会被电视所吸引，而不想吃饭。

吃饭时间过后，立即清理好食物

如果饭后也不清理饭桌的话，孩子会感觉 "我什么时候都可以吃"，而更加不愿意吃饭。

提前告诉孩子吃饭时间

如果提前告诉孩子 "10分钟后吃饭" 的话，孩子也会做好吃饭的心理准备。

小时候的习惯会伴随人的一生

在奶奶眼中，孙子、孙女无论做什么事都招人喜爱、惹人疼。比起自己抚养儿女那会儿，对孙子、孙女的疼爱倍增，总是迎合宝宝的性子。从小在奶奶这样无条件的爱护下长大的孩子很容易变得自私和不懂礼貌。妈妈说两句奶奶就袒护，长大后孩子将缺少自立、自强的精神。妈妈很担心，孩子稍一撒娇奶奶就宠着，长此以往会不会给孩子惯坏了，自己是不是应该坚决一点，好好管教管教。可如果当妈妈管教孩子的时候奶奶插手干预或责怪妈妈的话，将会前功尽弃。

当然，给孩子满满的爱是对的，这对孩子的人格养成有帮助，大人的包容会使孩子的情绪稳定并能增强孩子的亲切感。但溺爱就不对了，会助长孩子的依赖性，使他的脾气变坏，无论什么事，即使是自己能完成的事情也完全由奶奶一手代办，这样一来，孩子会觉得别人帮他做事是理所应当的。另外，宝宝一使性子奶奶就帮着搞定，这样很容易使孩子失去耐性。比如，宝宝每每缠着要喝奶粉时就满足他，这将推迟断奶的时间。给宝宝吃断乳食品时，即使食物掉得哪儿都是，也要让他自己学着拿羹匙吃，若奶奶因不忍心看到这样的情景而每次都喂的话，孩子自己学会拿羹匙的时间也会推迟。要对孩子有所限制，避免过度溺爱。

当然，也不要急于改变现状突然来一句"这样做不行！"要抓住最重要的问题，慢慢培养。正如本书前面所说的，妈妈同孩子商量一下，最好确定一下"可以做的事情"和"不可以做的事情"。并且奶奶和妈妈要统一教育原则，必须按照一致的原则进行培养。要记住的一点是，如果妈妈和奶奶的教育观念不同，受害最大的是孩子。最后要确认孩子是否遵守规则，同时审视周围能给孩子的行为造成影响的环境。但最重要的是要鼓励孩子自己自觉去做，当他真正做到了要给予充分的表扬。

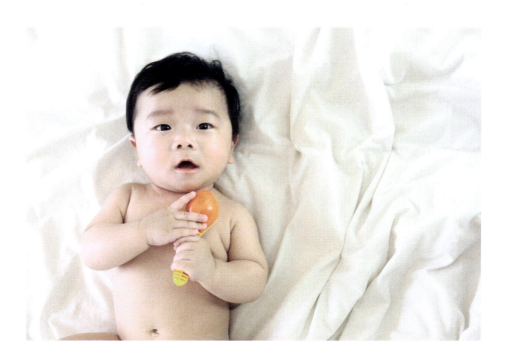

不睡觉折腾的宝宝

宝宝夜里不睡觉，哭个不停，奶奶除了担心还是担心。奶奶不可能对那些不睡觉、瞪着眼睛张望的孩子视而不见，却自己睡自己的。特别是新生儿，有的宝宝白天睡觉夜里玩，这让大人很焦心。然而这是极其正常的现象。因为，只有出生一个月之后，宝宝才能逐渐区别出白天和黑夜。在妈妈肚子里的新生儿要想完全适应这个世界必然需要一定的时间。

有黑白颠倒的宝宝，有午休时间不超过1小时的宝宝，还有一早醒来哭半小时以上的宝宝，孩子们的各种睡眠障碍让奶奶充满忧虑。每当发生这些情况时，首先应该找出孩子哭泣的原因，是不是尿床了，是不是肚子不舒服，是不是太冷或太热，然后解决问题。孩子不是到了规定时间就能睡着的玩偶。所以，首先为孩子创造一个睡觉的氛围很重要。睡前给其冲一下澡或按照本书第4章中介绍的给宝宝做按摩也很有帮助，即给宝宝的背部、臀部和胳膊轻柔地按摩3分钟。再就是让宝宝睡觉的地方稍微有一点坡度，让其倾斜着睡觉也是一个好方法。

给孩子做完按摩之后，若孩子有要睡觉的反应就将孩子带到安静且灯光昏暗的房间里，将孩子放好并把他的腿和脚包到被子里。这是因为孩子有时会由于紧张导致腿脚乱蹬。将孩子包到被子里倾斜着抱在怀里，安静地坐着，最好再唱首摇篮曲。看到孩子的眼睛似闭不闭直到完全闭上之后，轻轻地将其放到床上。这中间若孩子醒了哭闹的话，不要忘记轻轻地拍着他说"嘘嘘……"要在孩子完全入睡之后多待一会儿再从房间里出来。

要记住的一点是，平常跟奶奶身体接触越多的孩子晚上哭闹的情况也越少，所以按摩是非常有效的方法。

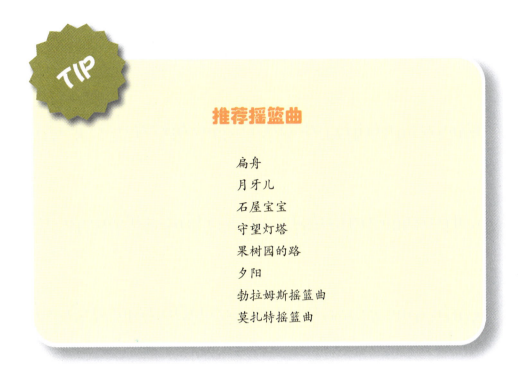

推荐摇篮曲

扁舟

月牙儿

石屋宝宝

守望灯塔

果树园的路

夕阳

勃拉姆斯摇篮曲

莫扎特摇篮曲

宝宝的天性是会变的

"宝宝比较敏感是像爸爸，比较文静是像妈妈"，"我的小祖宗从一出生就很脑腆"，"孩子的爸妈就比较偏执"……奶奶很容易这样理所当然的判断孩子的性格，对孩子的一些脾气认为是天生的。其实不然，孩子的性格不是天生的，而是后天养成的。

比起天生的遗传因子，周围环境以及负责照顾的奶奶的行为对其影响更大。不仅如此，因为婴儿时形成的性格也不是一成不变的，看奶奶对其性格的重视程度，是有矫正的可能的。首先，让我们了解一下孩子们是什么样的性格吧。

宝宝的性格包括"活动型性格"、"规律型性格"、"亲近型性格"、"适应型性格"、"敏感型性格"、"情绪型性格"、"散漫型性格"以及"持续型性格"。在这里"亲近型性格"是指对新事物持消极反应，"持续性性格"是指当阻止孩子的某些行为时，孩子是不是坚持继续自己的所为。

把握孩子的性格

难缠宝宝

有些宝宝给他喂奶粉时姿势稍微变动一下就发脾气，或者喝奶粉时不是一股脑儿喝完，稍微有一点噪声就不喝了。还有些宝宝一旦错过了睡觉的时间必须花两倍的时间才能哄睡着。这样的宝宝都是特别容易受周边环境影响的孩子，比较难带。需要奶奶更大的耐心和更悉心的照顾，以便让孩子逐渐适应有新事物发生或者有陌生人出现时的环境的变化。在做事情之前通常要做充分的说明，并且让他感知奶奶就在他的身边。孩子使性子的时候不要轻易答应他的要求，也不要完全不理会，要让他知道奶奶是了解他心情的这样一个事实。

活力宝宝

充满活力、好动的孩子在喝奶时总是迫不及待。讨厌被抱在毯子里睡，奶奶给他盖好毯子时也会蹬掉。想要干什么时，只有别人答应他了才罢休，否则很难调节他的那股冲动劲儿。性格倔强并且情绪波动很大，使起性子来不容易哄。对这样的孩子尽量不要激怒他。当孩子太累或整个状态欠佳时情绪就容易不稳定，可以尝试给孩子拍打拍打后背。另外，这种性格的孩子总是充满活力，多一些有活力的游戏和安全的探险机会也不失为一种好方法。

耍滑宝宝

由于这样的宝宝凡事不能耐心等待，喝牛奶的时候是相当着急的，还有偏食的特点。喜欢独自一个人玩，不愿到处转悠。厌恶被干扰，喜欢结束一个活动之后再开始另一个。鉴于此，宝宝在玩的时候奶奶不要贸然插进去，让他做自己喜欢做的事情。这样的孩子不像其他孩子那样爱笑，对不熟悉的环境也容易发脾气，要宽容对待。

温顺宝宝

不哭不闹，很乖顺地喝牛奶，自己玩得也很好，奶奶不哄着也能自己入睡。通常都很温顺并很快乐，对周围的变化不是那么的敏感。这样的宝宝喜欢跟很多小孩在一起。然而这样的宝宝自律性或自我约束的能力稍差，奶奶也不要一味地强求其听话。也有温顺但比较害羞且反应慢的孩子，即使孩子的动作多多少少会慢一点，也不要去帮他，在一旁耐心看着他自己去做。

奶奶是孩子的镜子

　　熟悉了孩子的性格，作为孩子看护者的奶奶也要对自身进行客观评价，以便因材施教。孩子的大脑在不断发育，要给予其正面影响，因此奶奶的作用很重要。奶奶们不妨也判断一下自己属于下面4种类型中的哪一种。下面几种类型的划分仅仅是描写了一些比较鲜明的特点，知道自己大体上属于哪种类型即可。

自信奶奶

　　这样的奶奶轻松平和，无论跟何种性格的宝宝都相处得很好。在紧急情况下也能做到有条不紊，泰然处之。这样的奶奶能很好地读懂孩子发出的信号。因为很有耐心，不但同耍滑型的宝宝相处得很好，也能耐心等待敏感型的宝宝。在照顾活力宝宝的时候，有非常好的体力和创造力。自信的奶奶不亚于妈妈，拥有灵活的育儿哲学。

敏感奶奶

　　这类奶奶在照顾孩子的过程中会产生压力并且体力下降，往往感到力不从心。这种类型的奶奶能同温顺宝宝或模范宝宝相处得很好，如果宝宝的心情不好的话，会认为是自己的错误而自责。很难照顾好总是动不动就大哭的敏感宝宝。发生问题时容易产生挫败感，并常常向女儿或儿媳倾诉。在为所欲为的活力宝宝面前常常束手无策。然而敏感奶奶的优点是心思细腻，观察入微。

活力奶奶

　　这种类型的奶奶通常好动，喜欢参与一些活动，哪怕是哄着孩子去打牌也很过瘾。不听儿媳或女儿的劝告，带着孩子到处玩。这样的奶奶会把文静的孩子搞得很疲倦，也容易把事情搞得很混乱。因为这样的奶奶一切都按自己的标准来，会使得敏感的孩子大发脾气。面对孩子的变化无常及适应性不强等会非常失望，会同活力宝宝折腾。此种类型奶奶的优点是鼓励孩子尝试新事物、鼓励冒险。

固执奶奶

这类奶奶在面对孩子的反应同过去自己的照顾经验不一样时便手足无措。这类奶奶因为固执，不容易妥协，所以常常向儿媳或女儿发牢骚。即便是文静的孩子，这样的奶奶也往往只关注她看着不顺眼的地方。她会受不了敏感宝宝的哭闹；会不停地让活力宝宝安静下来，让其必须按照自己的指令来，使得活力宝宝对这样的奶奶心生厌烦；还会常使固执且不怎么笑的滑头宝宝发火。固执奶奶的优点是一旦认识到问题，即使困难再大也会努力去解决。

产生信任就是答案

无论你是哪种类型的奶奶，要想同孩子的天性合拍，让孩子对你产生信任感是必要的。只有让孩子对自己有信任感才能使孩子的情绪稳定。下面我们就一同来了解一下让孩子产生信任感的8种方法。

倾听孩子的内心

当孩子哭泣的时候要弄清楚孩子为什么哭，当孩子有哪些不当行为的时候要弄明白他为什么这样做，他是在什么样的心情下这样做的。每个奶奶都要审视自己是否了解孩子，孩子是好动型的还是敏感型的，孩子经常哭吗，孩子常常发脾气吗。如果不能准确解读孩子的情感，则不能对孩子发出的信号给予充分的关注。

要与孩子交流

孩子虽然不能像成人那样交流，但能感知奶奶的内心并通过咿咿呀呀或哭声来表达自己的情感。孩子的咿呀学语是试图跟奶奶聊天。在同这样的孩子的交流过程中，奶奶一定要给予回应或微笑，以建立起孩子的信任感。

尊重孩子的知情权

即使孩子现在还听不懂，下一步要做什么也一定要跟他说明一下。例如，换尿片的时候说"奶奶给宝宝换尿片喽"，要把他放到婴儿车上推着出去散步的时候，要对他说"现在要出去，我们换衣服吧"。

不要无视孩子的哭闹

孩子通过哭泣来传递感情，如果可以代替孩子说出他哭泣的理由的话，

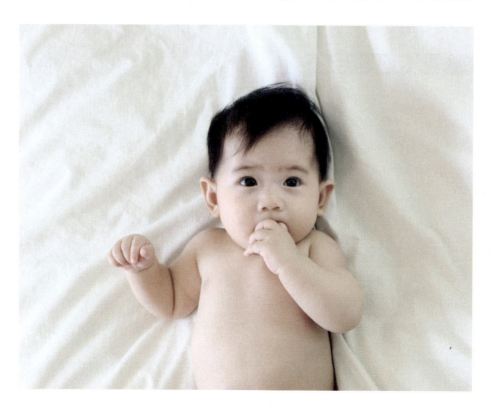

孩子对情感语言会越来越熟练。当孩子哭闹时，可以根据实际原因对他说"3小时没吃东西了，原来是饿了呀"，"因为累了想睡觉呀"。

了解孩子的情感后采取适当的行动

当挂在孩子头上面的转铃一发出音乐声时孩子就哭，说明转铃声音太刺耳了，这时应该关掉转铃的声音，一边看着孩子一边同孩子玩耍。

掌握哄孩子的方法

大多数孩子喜欢被包在被子里，但活力宝宝和滑头宝宝并不喜欢这样，他们会觉得很闷。再就是"嘘嘘"哄睡觉的方法并不适合难缠宝宝。奶奶应该根据孩子的性格选择合适的方法哄孩子睡觉。

遵守孩子午休和就寝的时间

如果孩子睡眠充足，无论发生什么问题，孩子的牢骚和哭闹会相对少一些。特别是对待难缠的宝宝，要将他的床放到安静的地方，午睡的时候拉上窗帘。

在孩子状态好的时候活动

无论是哪个孩子，如果过于劳累或者受周围环境的影响较大，都不愿意活动。若外出的话要考虑孩子的状态和时间。

爱玩的游戏

从孩子2个月大开始，让孩子体验多种多样的游戏，这样不仅会增进孩子同奶奶之间的感情，而且对孩子的大脑发育也有帮助。孩子大脑的发育同身体的成长是密切相关的。在这一时期，如果奶奶给予积极回应的话，不仅会促进孩子的成长发育，孩子还会更听奶奶的话。

2个月

这一时期的宝宝喜欢眨眼睛及夸张的表情。做挑起眉头瞪大眼睛的表情会让孩子非常喜欢。给宝宝听多种多样的声音也很好。这个时期的宝宝对柔和的门铃声或铃铛声也非常感兴趣，奶奶自己用舌头发出的声音也挺好。摸摸他的头发或揉揉他的小肚皮也不失为好方法，用两个手指头从肚子开始向脖子方向移动，一边移动一边说着"去见宝宝喽"等这会使宝宝感受到无穷的乐趣。

4个月

跟宝宝面对面交流，发出声音逗宝宝开心。这个阶段的宝宝喜欢大人带着有趣的表情跟他面对面地聊天，也喜欢模仿大人的声音，好像他知道奶奶正在听，并能理解他说的是什么。

6个月

这一时期的宝宝会把玩具放到嘴里或摔到地上。这个阶段的宝宝手臂还没有劲儿，不要给他太重的东西。做一些逗他玩的动作。可以玩藏猫猫的游戏，用手挡住脸说："我的孙子在哪呢?""呀，在这呢。"宝宝就会被逗得"嘿嘿"笑并且扒开手找奶奶的脸。手上下来回摆动着把奶瓶拿到宝宝的嘴边以此激发孩子的兴致，对这么大的宝宝来说也是很有趣的游戏。

8个月

这一阶段，摆手跟宝宝打招呼或者跟他一起玩滚球、射门等游戏很不错。宝宝模仿奶奶的动作很开心。再就是捉迷藏的游戏，把东西从宝宝眼前藏起来，宝宝就东张西望地去找东西了，或者奶奶藏到窗帘后面说"奶奶去哪了"，让宝宝到处找奶奶，宝宝也会很开心。

10个月

这一时期宝宝开始探索新事物。把一个巨大的箱子腾空之后放在地上，宝宝肯定十有八九地愿意到箱子里面玩起来。这一阶段跟宝宝玩捉迷藏的游戏也挺好的。再就是一边给宝宝读画册一边就书中的图画向宝宝提问。试着让他指出各种各样的图片，宝宝也会做得很好。还可以一边看各种物品及图片一边教给宝宝各种各样的颜色。

奶奶也是普通人，心情好的时候对孩子态度也好，会对孩子做出积极的回应；心情不好或累了的时候也会缺乏耐心，会忽视宝宝的反应。但在孩子的教育过程中，重要的是"连贯性的教育"。只有给孩子展示一个始终如一的面貌，孩子才会感觉安心，才能跟奶奶形成亲密无间的关系。

第 3 章

适用于实际育儿的方法

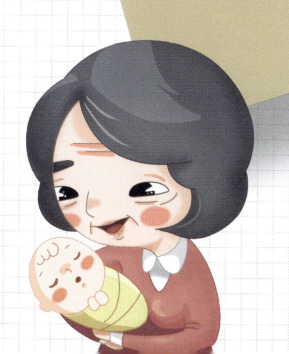

让宝宝告别顽固过敏症

我家宝宝有过敏症状。自从婆婆帮着看护宝宝开始，宝宝始终有胎热和过敏的现象。原因是在孩子出生没多久，婆婆就说一定不能让宝宝着凉，于是总是在暖气烧得很旺的屋里哄宝宝睡觉。有一天我下班回家，一进门就听到孩子在屋里哭，赶忙跑过去看，只见孩子脸蛋通红，并且满脸都是小红疙瘩。虽然很是伤心，但还是忍着没在婆婆面前表现出来。

本来想去医院看看的，可婆婆说没事，即使去了医院也没用。不知道婆婆是从哪得知菊花对治过敏有效，于是挤了菊花汁给孩子涂在患处，可几天过去了红色的小疙瘩还未见消退。后来我查了一下才知道，如果在患部涂菊花汁的话反而会引起微生物感染，使过敏症状恶化。

即使有了这次教训，可婆婆始终乐此不疲地在宝宝身上试用各种听说过的治疗过敏的偏方。听说蕺菜和鱼腥草有用就拿来喂孩子吃，听说羊毛被子有用立马就换上羊毛被，明矾拌上食醋也给宝宝涂过，还擦过芦荟，还用食盐或竹盐给宝宝洗过澡，结果是统统都没有效果，反而使症状恶化，宝宝的瘙痒更加严重了。

我自己通过查阅很多图书和资料才知道，上述方法都是错误的。蕺菜可能导致呕吐；鱼腥草对身体虚弱的孩子反而有弊无利；羊毛被通风较差加之羊毛本身含的蛋白质成分会对皮肤造成刺激，所以有过敏症状者盖羊毛被反而会使症状恶化；而具有刺激性的食醋涂于患部的话虽能瞬间止住瘙痒，实际上会使炎症愈演愈烈；性温和的芦荟因其表皮有毒，容易引起斑疹；而让孩子在温盐水中洗澡会破坏皮肤的保护膜，易造成二次感染。

一开始婆婆还是不让去医院，认为过敏没那么严重，但看着每天被瘙痒折磨得痛苦的宝宝，最后还是不得不去医院。当我们娘仨个赶到医院时，医生责备我们为什么这么严重才来医院，真让我追悔莫及。

现在，我想对身边的人说，不要太迷信他人的说法，不要轻信所谓的偏方，也不要拖着不去医院，这是极其错误的，奶奶也好妈妈也好，必须科学地对待育儿这件事，孩子才能更加茁壮地成长。

宝宝的健康管理

胎热和过敏症

乍听上去，胎热和过敏症差不多，但实际上这是两种截然不同的疾病。新生儿出生3个月以后发生的"胎热"，症状通常是脸上伴有炎症出疹子，脸蛋通红。产生的原因是怀孕过程中压力过大，并且摄取了过咸、过辣等刺激性食物。而"过敏症"跟先天的免疫力有关系，是因吃的食物或点心等引起的。一般情况下，妈妈看到孩子脸上起东西了，脸蛋变红了，心里就以为是过敏症。要学会区分、判断胎热和过敏症。脸红不一定就是"过敏症"，也可能是暂时产生的"胎热"，通常即使去医院医生也会让3个月以后再来复查，因为连医生也不好区分到底是过敏症的初期症状还是胎热的暂时性症状。即使是胎热，所有的胎热也不一定都会成为过敏症，因此一定要到小儿科去看看，确切了解一下到底是胎热转化成了过敏症，还是仅仅由于发热所引起的。奶奶们通常都会认为胎热只是个小问题，过100天就会好了，并非什么大病。事实上，胎热应该引起足够的重视。严重的情况下，胎热会转化成小儿过敏症，让孩子备受瘙痒、疹子、疮痂的苦痛，而且特别容易复发。出现这种情况跟现在的饮食习惯和周遭不好的自然环境有很大关系。

小孩子还特别容易起痱子，"痱子"虽然同胎热的症状不同，但也是令奶奶们担心的事情。痱子是由汗腺密度过大引起的，常出现于火气较旺的孩子身上。痱子起太多的时候，应穿一些轻便的衣服，帮助其通风，并用清凉的毛巾轻轻擦拭孩子全身。

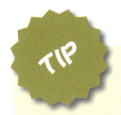

胎热和过敏症

有胎热的宝宝洗澡时应注意的事项
适宜的温水。
盆浴时间不宜过久。
不要因为出汗多就每天洗三四次澡。以每天洗两次澡为宜。
涂抹一些爽肤水或润肤油给皮肤补足水分，远离干燥。
用保湿效果好的防过敏香皂给宝宝洗澡。

小儿过敏症的预防
孩子吃母乳的话，妈妈们一定要花点心思调节自己的饮食。
尽量穿纯棉衣物，避免穿容易起静电、有刺激的纤维性质的衣服。
如果是断奶的情况下，要避免吃容易引起过敏的牛奶、花生、鸡蛋等食物。
用温水洗澡有利于促进血液循环，对免疫力差的孩子有帮助。
如果用润肤油的话最好用保湿效果好的植物性的。
对周围环境要多加用心，温度不宜过高或过低。

其他要注意的问题

夜里本来睡得好好的孩子无缘无故醒来后开始哭闹，要考虑是不是"成长痛"引起的。这样的孩子午觉也很难睡好。尤其是出生没多久的新生儿，拼尽全力哭得似乎要岔气，遇到这种情况谁都会惊慌失措。这是在内脏器官没有发育好的孩子身上经常出现的现象。由于内脏器官尚未发育完好，肚子里常充满气体，身体会感到不适，在快速发育的同时腿和整个身体都会有疼痛的症状。成长痛特别严重的话，给宝宝用温水洗一下澡或者做一下按摩会有所帮助。

"黄疸"是宝宝出生1~2周时易出现的症状。宝宝的眼睛和皮肤逐渐变黄，变成黄褐色。去早产婴儿保育中心接受治疗，症状会在1~2周内消失。但是，如果是黄疸严重患儿的话，需要接受专门治疗，最好找专门医师接受诊断。

新生儿还容易出现"拉肚子"，原因有很多，有的是由胃肠内的细菌引起的，也有的是吃了凉东西或晚上没有盖好被子让肚子着凉引起的。拉肚子严重的话会引起脱水，再就是电解质不均衡，还会产生引起肛门腐烂的斑疹症状，更甚者排泄物中会伴有血。这时，最好接受医生的诊疗，吃点药以保持肚子的温暖。另外，奶奶们还需要了解，母乳期宝宝的排泄物要比断了奶的宝宝的稀一些，不要误认为这是拉肚子，只要悉心处理好便后的肛门，没有什么可担心的。在养护肛门和屁股周边的时候，建议涂一些润肤油。因为润肤油的成分被吸收后可预防皮肤溃烂，若屁股和肛门周围已经变得很红并且出现斑疹的话，苹果面霜会比扑粉更管用。

一定要了解并注射的预防接种

大多数预防接种已经普遍化，很多国家也要求必须进行接种疫苗。虽然通过给宝宝经常洗手保证平时的卫生也能预防很多传染病和其他疾病，但只有打了接种疫苗才能产生抗体，增强抵抗疾病的能力，因此接种疫苗是必须的。如果对宝宝足够关爱的话，即使妈妈粗心大意，奶奶也要记得定期去给宝宝接种疫苗。我们这里简要介绍一下接种疫苗的类别。

BCG（卡介苗）

卡介苗是一种用来预防儿童结核病的预防接种疫苗，接种后可使儿童产生对结核病的特殊抵抗力。正常出生，体重在2500克以上的婴儿，出生24小时以后就可接种卡介苗，最迟在1周岁之前完成接种。其免疫力只能维持5~7年，所以必须按免疫程序复种，复种时间分别为1岁、3岁、10岁。复种前必须做结核菌患试验，结果为阴性才能接种。

DPT（百白破联合疫苗）

百白破疫苗是百日咳、白喉、破伤风三合一疫苗，是预防此三种疾病的有效措施。新生儿出生足月就可接种第一针百白破疫苗，第3、4、5个月连续接种3针，每针间隔不少于28天，在1岁半到2岁半时加强免疫1针。

POLIO（脊髓灰质炎疫苗）

是预防小儿麻痹的疫苗。口服糖丸剂：在出生后第2、4、6月龄时各服1丸。1.5岁~2岁，4岁和7岁时再各服1丸。直接含服或以凉开水溶化后服用。

MMR（麻腮风联合疫苗）

该疫苗用于预防麻疹、流行性腮腺炎、风疹等3种儿童常见的急性呼吸道传染病。

出生后12~15个月大时，接种此疫苗。追加接种是在4~6岁时进行。

乙肝疫苗

乙型肝炎是在接受乙型肝炎患者的输血或受到污染的注射器进入身体时被传染的。是清除被病毒感染的肝细胞而产生的一种反应，这种疾病是肝细胞被破坏而引发的肝炎。比平时疲劳，并且会出现肌肉疼痛的症状。严重的话是会导致死亡的一种可怕疾病。新生儿在出生时、出生后第1个月、第6

个月分别注射乙肝疫苗。如果父母中有乙肝病毒携带者，新生儿出生后立即及出生后1个月各注射1支高效价乙肝免疫球蛋白，还要在第2、3、5个月各注射1次乙肝疫苗。

乙脑疫苗

乙脑疫苗是预防流行性乙型脑炎的有效措施。流行性乙型脑炎简称乙脑，是由乙脑病毒引起的一种侵害中枢神经系统的急性传染病，常造成患者死亡或留下神经系统的后遗症。乙脑主要通过蚊虫叮咬而传播。乙脑灭活疫苗接种4剂次，儿童8月龄接种2剂次，间隔7~10天，18~24月龄和6周岁各加强1针；乙脑减毒活疫苗接种2剂次，儿童8月龄和18~24月龄各接种1剂次。

现在的孩子都会有疫苗接种手册，护士通常会在婴儿手册上提前写下接种日期。奶奶们用比较容易看的大圆圈在日历上标记出来，就不容易遗忘，按时进行疫苗接种。

接种疫苗的前一天不能给孩子洗澡。即使平常天天洗澡，这一天也要忍一忍。再就是要提前跟医院或保健所预约好接种的日期，建立好时间计划。不要忘了带好疫苗接种手册。

接种完当天也不要洗澡。可以跟平常一样哄他玩耍，但避免活动量过大，免得身体过于疲劳。尤其是打针当天孩子格外容易闹情绪，要多抱一抱孩子，表示对他的关爱。并且尽量不要外出串门，要在家里好好休息。

怎样给每天都往嘴里放的玩具进行消毒

不管是什么东西，宝宝们都特别爱往嘴里塞。尤其是玩具，孩子更爱往嘴里放，所以一定要做好清洁消毒。这样做可能会比较麻烦，但想到要避免让玩具里危险的细菌侵害我们的宝宝，即使辛苦点也不要忘记消毒。那怎样消毒才安全放心呢？

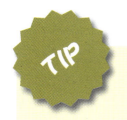

折磨宝宝的传染病

百日咳

伴随咳嗽的发作，会出现呕吐等症状。咳嗽得特别厉害是这种疾病的特征。百日咳极易传染，所以要多加注意。如果宝宝接触到那些患百日咳孩子的玩具的话也能被传染上。出生后不到6个月的孩子被传染上百日咳的话，容易引起肺炎、痉挛、脑病变等并发症，要格外注意。

破伤风

破伤风菌常见于孩子经常玩耍的公园沙滩上或动物的粪便中。一旦被生锈的钉子或刺儿扎到，出现伤口的话，破伤风菌就容易侵入。因为破伤风菌有毒，所以会引起痉挛。

小儿麻痹

这是由病毒引发的急性传染病。多患于5岁以下的儿童，多为被患者直接传染。小儿麻痹症发作时，会出现突然肌肉萎缩，行动不方便的症状。

麻疹

这是一种由病毒引起的传染性极强的疾病。90%以上的病例都是因为同已患病患者的直接接触被感染的。

风疹

这是因感染了风疹病毒引发的，传染性也很强。若孩子患了风疹的话，要立刻向保健所申报。因为周边如果有孕妇的话会对胎儿的心脏或神经系统造成异常，使孕妇出现疼痛、发热等症状。

布质的玩具很容易招灰，孩子将落了灰尘的玩具拿到嘴里对健康非常不利，因此，要经常将其洗干净并放到太阳光下消毒。金属玩具最外面涂的是油漆，因为容易掉漆，要用干毛巾或刷子擦拭一下为佳。橡胶玩具会释放有毒成分，绝对不能浸到热水里消毒，要在凉水或温水里用婴儿洗涤剂进行擦拭。木质玩具容易沾染手上的污垢，要随时抖掉上面的灰尘且不要让宝宝含在嘴里。

磨牙器，铃铛

放到兑有奶瓶清洁剂的水里浸泡30分钟，拿出来晾干。在用抹布擦拭的时候，如果有破损的部位，细菌容易侵入，因此要多加注意。

被彩笔乱画的地板和沙发

将牙膏抹在湿巾或牙刷上，轻轻进行擦拭。

容易招灰尘的娃娃

装在网兜里用洗衣机清洗或放到浴缸里用脚踩踏着洗涮。在进行漂洗时，放入纤维柔软剂效果会不错。

乱七八糟的圆珠笔划痕

用拔丝液轻轻擦拭。还是擦不掉的话，用甲苯或油漆稀释剂也能去除，但要注意放时间长的话容易损伤表面，所以要抹一点就赶快用抹布擦拭干净。

手够不到的地方

可利用棉签将边边角角擦拭干净。

宝宝用的杯子或比较难处理的玩具

利用杀菌消毒器进行消毒。这时不要让杯子倒过来，要正立着放才能达到除菌的效果。

可以放到水里的玩具，积木

对于宝宝经常往嘴里放的玩具，要用安全的天然消毒方法代替杀菌消毒器。用碳酸氢钠（小苏打）或柠檬酸进行消毒，水遇到粉末后会产生很好的去污效果。此时或许会出现大量泡沫，待20分钟后取出晾干即可。

时间久远的图书

用干毛巾仔细擦拭后，放到阳光下晾晒1小时左右，即可完成天然消毒。

出行安全

和煦的天气里，带着宝宝出去晒晒太阳是非常不错的。这时不要忘记给孩子擦上防晒霜，保护好宝宝的皮肤。

出发前，要确认好天气，并看一下宝宝是不是发烧，检查一下他的状态。尽量避开去人多的地方，若计划去的地方很远的话，出发前一天要充分休息好。

在出行的途中，若宝宝出现不爱吃饭、哭闹、大便颜色跟平时不一样或者发烧的情况，要马上就近去医院进行诊治。

另外，坐婴儿车时要注意以下几点。第一，不要在婴儿车的把手上放物品，因为有可能会由于重物而导致翻车事故。第二，不要为了跟宝宝面对面而将宝宝倒着放或倒着推车。大人在乘火车或汽车时如果倒着坐的话心脏也会感觉不舒服或晕车，小孩同大人是一样的。将宝宝面朝前方放在婴儿车上，阳光强烈时最好将推车上的遮阳棚放下来。如果是那种透明塑料卷帘要注意不能长时间将宝宝的塑料卷帘关上，宝宝会感觉很闷。

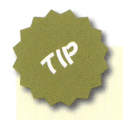

不同婴儿车的优缺点

	优点	缺点
婴儿手推车	适合不能保持脖子平衡的宝宝。空间大，松软舒适，能让宝宝躺在里面	太重，携带不方便，空间被大量占用
婴儿伞车	轻便，使用方法简单	孩子变重了的话推起来不方便

为宝宝准备的家庭常备药

宝宝免疫力差，难免有个头疼感冒的，而且日常生活中也难免磕磕碰碰。因此，奶奶有必要准备一些常备药。值得注意的是，无论多么紧急，也不能给孩子服用成人用药。儿童用药是根据孩子的体重及年龄来确定的。鉴于很多奶奶不知道到底该备些什么药，我们这里提供一些建议。

退烧药

当宝宝体温比36.5℃的正常体温高很多时需要使用退烧的药。退烧药有泰诺林、布洛芬等。然而退烧药仅仅是减轻因发热带来不适的一种应急解决办法，并不能治病，不要因为烧退了就可以放心了。发烧一般是在72小时达到高潮。出于安全考虑，不管是高烧还是低烧，即使给宝宝吃退烧药后好多了，也最好到医院去看一下。

给伤口消毒时涂的药

孩子在磕磕碰碰中难免会受伤，要准备一些消毒药和具有再生效果的软膏形态的药物。可以用来防止伤口恶化。

植物性凡士林

在皮肤干燥或有些部位感到瘙痒时使用，或用于防止嘴唇干裂时涂抹，可以使嘴唇保持湿润。

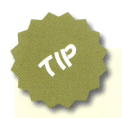

关于药物的几点小知识

药物保管方法

准备干净的盒子，在上面写上每一种药物的名字，谨防喂错药的失误。

药物应放于阴凉处，避免阳光直射。

把医院里开的处方药放在显眼的地方，如果有冷藏保管容器的话，把药物放到冰箱里保管。

糖浆之类的药物开封后就不要继续保存，虽然有点可惜，也要立刻扔掉。有的奶奶觉得扔了可惜，就放到冰箱里面，过几个月之后再给宝宝服用，这是很危险的。

服药的方法

用装药的糖浆瓶子或羹匙给宝宝服用（这样不容易变质）。

服用液体药物时要摇一摇，防止产生沉淀物。

尽量拜托药剂师抓取颗粒状药物。

饭后30分钟服用效果为佳。只有退烧药是需要即刻服用的，而且要根据当时的病况服用。

一次性创可贴

一般的小伤口尽量不要用创可贴，若伤口出现伤疤或伤口处裸露出来，贴创可贴可防止细菌二次感染。

蚊虫叮咬时涂的药

小孩子是忍不了一丁点儿瘙痒的，出现瘙痒就会用手抓挠，手指甲上的细菌多，挠后皮肤会出现炎症，在恶化之前最好上点药，并贴上创可贴。

让宝宝长出漂亮的乳牙

一般的孩子在6~8个月大的时候就开始长乳牙，个别孩子也有早长或晚长的。乳牙出现在长恒齿的地方，作用是帮助恒齿端端正正地长出来。如果没有乳牙，恒齿出来的时候会早早地受到损伤，因此，乳牙是非常必要的。有人认为乳牙反正是要掉的，所以就疏于护理，觉得乳牙晃动的话干脆拔掉算了，没什么大不了的。然而，乳牙只有到了该掉的时候自动脱落才算是履行了它的职责，之后恒齿才能长得结实、整齐。那么，怎样护理宝宝的乳牙呢？

不要让宝宝含着奶瓶睡觉

宝宝含着奶瓶睡觉，嘴唇和牙齿之间会噙着牛奶，为细菌繁衍创造了环境。另外，奶粉中的糖分被分解的过程中会产生酸，会腐蚀牙齿。"奶瓶龋齿"就主要发生在有含着奶瓶睡觉习惯或断奶晚的孩子身上。我的侄子就因为总含奶瓶睡觉使得上牙牙床部位长满了脓包。所以，首先要改掉含着奶瓶睡觉的习惯。如果实在不好改的话，可以用大麦茶来代替奶粉。然而这也只是临时的办法，到了该拿掉奶瓶的时候还是拿掉的好。

不放过一个角落仔细刷牙

尤其是集中刷一刷口腔内侧的乳牙，只蘸着清水刷牙即可，不建议用含有化学成分的牙膏。别忘了最后还要把舌头刷得干干净净。

不要把龋齿菌传染给宝宝

龋齿也能传染。跟有龋齿的人亲嘴，以及用同一个羹匙或杯子都可能让宝宝染上龋齿。所以，奶奶不经意间的行为可能会给孩子染上龋齿菌。再比如大人自己吃糖时，宝宝要，有的大人会从嘴里吐给宝宝，一定要杜绝这种情况。奶奶如果有龋齿的话，要及时治疗，保持口腔清洁以防将龋齿菌传给宝宝。

不同的月龄适用不同的牙齿保健法

3~5个月

这个时候虽然还看不到牙齿，但是做准备的阶段。这时要给宝宝的牙龈做一下按摩，促进血液循环，使牙龈更健壮。用儿童牙刷按压一下牙龈，给牙龈周边做按摩。由于还没长出乳牙，因此要多费点心思。

6~8个月

6个月左右，下面的两颗乳牙（中切牙）开始生长。这一阶段牙龈发痒，宝宝开始咬东西，这是牙齿试图钻出牙床产生的自然现象，没有必要担心。

9~11个月

上面的两颗乳牙（中切牙）开始发育，这一阶段需要积极的牙齿护理。喂完母乳或奶粉后要用毛巾擦拭一下牙齿。

12个月

上下4颗侧切牙开始生长。要用幼儿牙刷仔细刷牙。

17个月

乳磨牙开始发育。这一时期需要进行正规的刷牙。与其一开始就一板一眼的教宝宝刷牙还不如帮助其培养对刷牙的兴趣。

24~36个月

20个乳牙全都长全了，因此要正式教宝宝如何刷牙。引导着宝宝自己刷牙，并且奶奶要帮着刷一些没有刷到的边边角角。

宝宝的饮食和卫生是重中之重

奶奶必须遵守的卫生管理

对于晚辈来说，如果长辈不太注意卫生也不好开口指正，可能担心伤了老人的自尊心吧。虽然因为担心宝宝的健康问题在心里犯嘀咕，但还是不好意思讲出来。

为了宝宝的健康，奶奶也需要收起固执，放下自尊。特别是对于跟宝宝的健康有直接关系的卫生问题一定不能掉以轻心。

比如，一定要养成冲完奶粉立即把奶瓶盖好的习惯。尤其是夏天，不盖好盖子可能会落入苍蝇或其他小飞虫。其他吃的也是如此。有些奶奶因怕麻烦就一次性煮很多大麦茶或准备很多断奶乳，留着喂宝宝，这是非常不好的。因为6小时过后，锅里的东西就会腐烂变质，细菌开始繁殖，所以分几次煮会好一些。

再就是喂孩子吃东西的时候不要用大人的餐具。有些奶奶不分是谁的餐具拿来就给宝宝喂食。因为并不是每次使用前都会消毒，所以一定要区分使用，宝宝要有自己的专用餐具。再就是有的奶奶偶尔会尝一下东西的淡咸，这是绝对不允许的行为。在进食过程中有掉落的饭菜，有的奶奶就用没洗过的手给宝宝擦拭，这也是非常不卫生的。

还有一种最忌讳的行为是奶奶将食物嚼碎后嘴对嘴地喂给宝宝。另外，没刷牙就亲宝宝也是不好的，这是因为如果奶奶安了假牙或有龋齿的话会将细菌传给宝宝。

我这里指出这些不卫生的行为，有些奶奶对此或许不以为然。但宝宝的健康问题是不能忽视的。宝宝的妈妈们想给予宝宝无微不至的关爱，奶奶们不是也想着没有任何闪失地呵护宝宝吗？

母乳的保存

喝母乳的宝宝结实、健壮。喝母乳会提高宝宝的免疫力，增强宝宝抵抗疾病的能力，因此，现在越来越多的妈妈们都愿意喂宝宝母乳。然而，奶奶只能给宝宝冲奶粉喝，或者是喂保存下来的母乳。对宝宝来说，母乳当然比奶粉好得多，这是一个不争的事实。然而，前提是母乳要保存得非常好。这里我们讲讲不破坏母乳成分的贮存方法，给可爱的宝宝们馈赠一份健康。

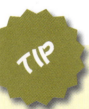

母乳冷冻保存容器的选择方法

要长期储藏母乳，还得冷冻保存。保存母乳一定要选择完全消毒并密封的容器。有时，奶奶会将母乳放入包装物品的塑料桶内保管，这是绝对不可以的。再就是，考虑到母乳结冰后的体积会膨胀，要预留一定的空间。一次60~120mL分开冷冻。装母乳时，在每一个容器上标注好装入的日期，从放置时间最久的开始食用。与其他菜盒相比，盛有母乳的容器要放到冰箱的最内侧，保证母乳的新鲜。

密封好的母乳，24小时之内食用为佳。常温下保存的话，25℃以下最长能保存4小时。若用冰囊保存，15℃以下能保存24小时。与冷冻相比，冷藏更能保护好母乳内的成分。虽然母乳可以在冰箱里最多保存8天，但还是尽量将超过72小时的母乳扔掉比较好。

母乳可以在没有区分冷藏室和冷冻室的小型冰箱中保存2~4周。而在冷藏室和冷冻室分离的冰箱中则可保存3~4个月。在能维持–19℃以下温度的冰箱里可保存6个月以上。但是，放置太久的话，母乳的脂肪成分会逐渐分解，营养成分被破坏，尽可能在3个月之内食用为佳。

还有比冷冻母乳更重要的事，那就是如何将冷冻的母乳解冻，方法有两种。第一种方法是放于室内，但是放在室内太久会变质。放在冷藏室12小时左右也是个不错的选择。第二种方法是，浸泡于55℃以下的温水中。偶尔，有的奶奶会将冷冻的母乳放到微波炉里解冻，殊不知这是很危险的。这样会导致母乳里面的成分全部被破坏，连维生素也会消失。再就是密闭容器或金属餐具、纸质盒子等放到微波炉里会有爆炸的危险，一定要小心。

需要注意的是，化过一次的母乳不能再次冷冻。解冻过一次的母乳，营养成分已经被破坏了，最好倒掉。吃剩下的母乳也是如此。那样放着的话会因沉淀而变质，直接扔掉比较好。再就是有的奶奶将新鲜的母乳掺到冷冻过的母乳中，这也是万万不可的。解冻了的牛奶脂肪成分分离，并浮到表面，给人一种坏了的感觉。这时要将装母乳的容器摇一摇，摇匀了喝比较好。像肥皂一样酸唧唧的味道是母乳特有的气味，不必担心。

奶瓶上的油

在我生下我家老大之后，给他喂奶的过程中发生过这样的事。当时宝宝喝的量很少，我每次挤完奶就整整齐齐地摆到冰箱冷冻室里存着给宝宝喝。一天，我把解冻的奶装到奶瓶里想给宝宝喝，却发现奶瓶壁上出油了。我记得妈妈分明已经把奶瓶洗干净并做好消毒的了呀，真是奇怪。

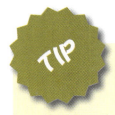

关于母乳的几点常识

母乳，在冰箱里能保存多长时间？

母乳，可以保存起来给宝宝喝。前一天挤好的母乳，放到冷冻室里冷冻起来，化开之后也可以喝。

母乳，解冻的方法

1）把55℃左右的水倒入深碗中。

2）将冷冻好的一盒母乳放入碗中。

3）当水变得不冷不热的时候，再倒入热水。

4）一直这样更换热水，直到母乳融化为止

5）将温和的母乳倒入奶瓶后，给宝宝喝。

＊ 注意：若用微波炉解冻，可能会使装母乳的盒子也跟着融化，母乳会洒出来，需要注意。还有就是母乳的营养成分也会被破坏，因此，不主张用微波炉解冻。

"妈，奶瓶洗干净点儿，奶瓶里面好像有油脂呢。"我跟妈妈这样一嘟囔，她慌了手脚，赶忙说："刚煮过的怎么会有油脂呢？"于是我就给她看了奶瓶内壁，我妈看过之后吃了一惊，匆忙更换了其他的奶瓶。可是后来同样也出现了油脂。

现在回想，当时我是第一次做母亲，妈妈也是第一次当外婆，都因没有经验而产生了误会。现在知道了，并非是奶瓶的卫生问题，奶瓶里面的油脂是从母乳里排出来的，也就是"不饱和脂肪"。在母乳中含有促进血液中废物排出的油脂，这种油脂就叫"不饱和脂肪"。第一次做母亲，因为不懂奶瓶里的油脂其实是"不饱和脂肪"而埋怨我妈妈没有洗干净奶瓶，挺伤她老人家的心的。

了解奶粉

孩子喝母乳是最好的。然而，有时身在职场的母亲身不由己，有些奶奶不得不给宝宝喝奶粉。现在的奶粉，很大程度上同母乳已经非常接近，质量非常好。因此，妈妈也没有必要因给宝宝喝奶粉而感到自责。虽然比起母乳，奶粉不够新鲜，也不能提供免疫抗体，但奶粉最大的优点就是可以随时给宝宝冲着喝。

首先，选奶瓶时有一些注意事项。从新生儿到2个月大小，适合用120~150mL的小号奶瓶。因为这会儿吃的还比较少。3个月过后适合用250~260mL的中号奶瓶。因为会经常给宝宝喝少量奶粉，所以要对奶瓶勤消毒。

奶瓶选好了，下一步就是选奶粉。现在，选奶粉也并非易事。去到大型超市的奶粉区，会看到琳琅满目的奶粉，不光是种类，成分也是千差万别。虽然想给宝宝喝最好的，但奶奶要知道没有"最好的奶粉"，只有"最适合宝宝的奶粉"。实际上，奶粉的成分差异并没有那么大，宝宝喝了之后排便正常的产品就是好奶粉。一般来说，宝宝必定会熟悉刚开始喝的奶粉的气味，如果没有什么问题，没有必要换其他产品。

有的奶奶不知道冲奶粉的方法。很多人询问如何搭配好水和奶粉的量，其实每种奶粉上都有说明的，但要注意的是，一勺奶粉不是满满的一勺，而是指平平的一勺，这是很重要的。再比如，需要冲100mL奶粉时，有的奶奶就按照奶瓶上100mL的线倒水，结果最后水就会溢出来，因为，最后达到的量会大大超过标准值。因此，建议放入适量的水，将牛奶和水搅拌均匀后，若发现水不够，再加适量水，这是我的经验之谈。

再补充一点，宝宝喝奶粉可能会引起便秘，这时，放一些肠胃调理药在奶粉中给宝宝喝的话会有效果。肠胃调理药可以促进胃肠活动，具有增强宝宝机能的效果。宝宝过了百日之后才能吃胃肠调理药，但并不是所有的宝宝都得吃，因此，要咨询一下专门医师后再服用。

喂奶粉的方法

1. 在奶瓶中倒入70mL左右的水。这时的水是烧开的，稍冷却一下，当温度是50~70℃时正好。

2. 用奶粉桶里的专用勺将需要的奶粉量放入奶瓶中。

3. 盖上奶瓶盖，摇匀即可。若水量不够的话，就按照奶瓶上的刻度添上不足的量。摇晃的时候，会产生泡沫，因此不要上下摇晃。因为，宝宝喝了含有空气的奶粉可能会引起腹痛。因此，必须小心翼翼地左右摇晃。

4. 将一滴牛奶滴到手腕上以确认温度，不凉不热即可。

5. 将宝宝的颈部和背部舒服地垫好，把奶嘴慢慢放到宝宝的嘴里。

6. 宝宝喝奶粉的时候，要观察他是不是喝得很好，有没有含好奶嘴，是不是连空气也一同喝进去了。宝宝把奶粉喝完了还继续让他吸奶嘴的话，可能就会把空气给喝进去，因此，要时常确认宝宝喝的量。

7. 宝宝将奶粉全部喝完之后，要确认一下是不是洒了，给他擦一下嘴巴，并将其立起来拍嗝。

奶瓶的消毒方法

为了宝宝的健康，奶瓶必须进行仔细的清洁、消毒。最好至少一年换一次奶瓶。在过去，需要用刷子使劲刷干净，再放到沸水里煮一煮，奶奶会比较辛苦，而现在有奶瓶消毒机，相对比较方便。大体上，奶瓶消毒的方法有3种，下面一一进行介绍。

在热水中消毒

这种传统的消毒方法是奶奶最青睐的。但是在煮奶瓶的过程中，要小心手或脸被烫伤。首先，用自来水冲洗一下奶瓶，然后将奶瓶放入盛有水的锅中，开始烧水，当水烧开的时候，用刷子仔细刷洗奶瓶的每一个角落。这时，一定要将奶嘴和瓶身分离，洗完之后再组装起来。将装好的奶瓶放入沸水中翻滚2分钟后拿出来。煮太久的话也不好，尽量不要超过2分钟。另外，奶嘴在热水里放30秒以上的话会变形或变黄，因此时间变短。

用蒸汽消毒机消毒

优点是不需要对奶瓶——进行清洗，利用蒸汽一次就可以完成对奶瓶的消毒。只需要将奶瓶放进去即可，不需要做别的工作，可以节约时间。在蒸汽消毒机内放入大约100mL的水后，等消毒机的奶瓶夹将洗涤后的奶瓶一个一个夹起来就完成了。这时，蒸汽会自动将奶瓶盖和奶嘴顶上去使之立起来。

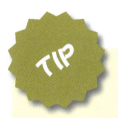

关于奶瓶的几点知识

奶瓶的保管方法

用开水消毒过的奶瓶和奶嘴要充分晾干，细菌才不会繁殖。保管时，将奶瓶躺平放，使水分得以充分蒸发。用蒸汽消毒机消毒时，奶瓶上长时间会有水汽，要轻甩3次左右将水分甩掉。

奶瓶变得白蒙蒙的原因

当用热水煮奶瓶时，有时会发现奶瓶里面出现了白蒙蒙的东西，这是搞错奶瓶的消毒顺序时会出现的现象。奶瓶内壁之所以会产生异物，是因没有预先用自来水冲一下，直接用热水煮造成的。奶瓶上的蛋白质凝固之后，粘在了奶瓶的内壁上，即使用洗涤剂也洗不掉，看上去脏兮兮的。而实际并不脏，不用担心。

用洗涤剂消毒

即使不在开水中煮沸，利用这种方法也能杀灭99.9%的细菌。安全、方便，是备受广大家庭主妇欢迎的消毒方法。特点是消毒时间短、不复杂，也方便外出时用来消毒。将使用过的奶瓶和奶嘴用自来水冲洗后，将奶瓶刷蘸上洗涤剂。把瓶身和奶嘴分离刷洗，直至瓶身和奶嘴都被泡沫覆盖。在流动的自来水下冲洗干净就完成了。最后，要除去奶瓶和奶嘴上面的水分，将其放于阳光充足的地方，晾干并保管好。

断奶餐

对宝宝来说，断奶餐是为培养正式吃饭的练习阶段，是跟以后要吃的食物一个亲近的过程。宝宝出生6个月之后，仅靠母乳或奶粉难以满足宝宝的成长需要，因此一定要吃断奶餐。而多大开始吃断奶餐因孩子个人而异。有的宝宝会早一点，有的宝宝会晚一点。但吃得太早，对于那些胃肠没有发育完好的宝宝来说，会引起消化不良，而开始得太迟，又会因营养跟不上导致宝宝发育不均衡。一般来说，在宝宝5~8个月大小时开始吃断奶餐。万一奶奶错过了给宝宝喂断奶餐的时期或在这方面没有用心的话，不仅会导致宝宝的营养不良、成长状态不佳，还很容易引起生病。

需要铭记的是，对于5~8个月的宝宝来说，断奶餐只是零食而非主食。以主要喝奶粉，穿插着吃点断奶餐开始为佳。如果宝宝对断奶餐的消化很好，且不抗拒吃断奶餐的话，就稍稍调节一下喝奶粉与吃断奶餐的次数，慢慢地将断奶餐转化成宝宝的主食。

断奶餐可以说是奶粉以外，宝宝初次接触到的食物，难免比较寡淡。而有的奶奶则根据自己的口味放点大酱、酱油或食盐调一下味道。吃断奶餐的中期及后期这样做也许可以，但初期是要避免的。小于1周岁的宝宝食盐建议使用量仅为0.2g，一天的食用量超过1g的话是不利的。否则，宝宝就会熟悉并接受甜的、咸的口味，喜欢吃更有刺激性的食物，到头来会养成不良的饮食习惯。

每隔4天在断奶餐里添加一种新的食物比较好。再就是断奶餐装在有盖子的容器里可以在冰箱冷藏室里放2天，在冷冻室里放5~7天。吃的时候不要忘了将冷冻室里的断奶餐解冻。

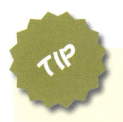

根据宝宝的大小选择断奶餐

5~6个月的宝宝
是吃断乳食的初期，以米汤开始为佳。最好不要放盐、酱油等调料，必要的话可以稍微加点香油。

7~8个月的宝宝
可以喝一些清粥。

8~10个月的宝宝
可以给他喝稠一点的粥。

11~12个月的宝宝
可以吃大人吃的东西。

宝宝睡眠训练

奶奶在看护宝宝的过程中最痛苦的莫过于哄宝宝睡觉。有的孩子抱着就睡一放下就哭，有的孩子要不停地哄着玩直到睡着为止，有时给他唱摇篮曲都不睡。在哄宝宝睡觉这方面，真是让所有奶奶都头疼啊。

对孩子来说，睡眠是非常关键的。从夜里10点到凌晨2点是成长激素分泌最多的时候，而且睡眠还能有助于宝宝蓄积能量。宝宝没有一个好的睡觉习惯，大人们也备受煎熬。

有的宝宝睡着睡着就醒了继而哭闹，奶奶就以为饿了，于是总给宝宝喝奶粉，这样一来，就给宝宝养成了不喝奶粉就哭闹、不睡觉的坏习惯。对这样的孩子来说，这样的坏习惯一旦养成，到了该断奶的时期，宝宝晚上就睡不着了。以后也会很难强制其改掉这个坏习惯。习惯含着安抚奶嘴睡觉的宝宝，一到睡觉时就会回味起奶嘴的感觉，若嘴里什么都没有就睡不着。这是因为宝宝嘴里含着东西时，会产生安全感。但是总含着奶嘴的宝宝将来嘴巴也长不漂亮，因此，最好改掉这些坏习惯。

那么，怎么做才能让宝宝睡得又香又甜呢？从早上起就要做足功课。首先，给宝宝打开音乐，让宝宝以一份好心情迎接新的一天。惬意的古典音乐或宝宝喜爱的漫画主题曲都很好。放童谣的话，会让宝宝很快熟悉语言。让宝宝在清晨的第一缕阳光下待30分钟以上，以迎合身体的生物节奏。虽然晒太多阳光并不好，但是适度晒一下阳光会增加睡眠激素褪黑素，会对宝宝产生好的影响。到了晚上，随着这些激素的分解，可以帮助宝宝进入深度睡眠。另外，在平时的饮食中多摄取维生素D会带来同样的效果。

对于开始学步的宝宝来说，白天要让他玩得尽兴。若身体疲劳的话，大脑会要求深度睡眠。白天玩到筋疲力尽，相当于为晚上睡个好觉做了一半的准备。午觉尽量不要超过30分钟。短暂的午休可以为一天注入活力，但睡太多的话，晚上很可能起夜，对宝宝不利。

晚上用温水给宝宝冲个澡吧。前面也曾提到，温水可以促进血液循环，具有舒缓紧张肌肉的效果。白天，宝宝玩得很尽兴整个身体呈现疲劳的状态，这时，清除一天疲劳的好方法正是洗澡。另外，现在外面的空气不新鲜，因此也要经常给宝宝洗澡。不管怎么说，洗澡是促进宝宝睡眠的最好方法。对于刚出生的婴儿，在睡觉之前洗澡较好，而出生后12个月的宝宝在睡前1小时洗澡比较好，24个月大小的宝宝睡前2小时洗澡会有效果。洗澡时间不用太长，10分钟左右就好。

到晚上，给宝宝做按摩也对促进睡眠有帮助。给他揉一揉，宝宝的心情会很好。带有奶奶温暖体温的身体接触，会让宝宝的身体酥软，成为宝宝进入甜蜜梦乡的魔力。还有研究结果显示，持之以恒的按摩可使宝宝产生抵抗疾病的免疫物质，对宝宝的成长也有帮助。在本书的第4章中将详细介绍给宝宝按摩的方法。

把宝宝放入被窝之前，有必要确认一下宝宝是不是发热，尿布是不是湿了，以及被褥是不是不舒服等。特别要查看一下尿布。换上吸收性能好的尿布，使宝宝在夜里保持安心的状态。晚上宝宝会翻身，因此尿布上的带子要放到最宽松的程度。再就是关掉电视和电灯。只有关掉电灯，睡眠激素褪黑素才会大量出现。整理好这一切后，奶奶要握着宝宝的手，放到胸前，这样宝宝会感觉奶奶时常在身边，不会感觉害怕。这个时候，如果再给宝宝唱摇篮曲的话，会起到锦上添花的作用。宝宝不会感到不安，并陷入熟睡。

若按照以上方法仅做几天的话，宝宝是不会一下子改变原来的习惯的。如果每天都规律的生活，长此以往，宝宝的睡眠模式也会逐渐改变。因此，奶奶不要太心急，要耐心等待。需要注意的是，如果经常改变宝宝的睡眠规律，反而会让宝宝更混乱。

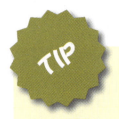

有助于宝宝睡眠的食物

牛奶

内含丰富的"钙"和"氨基酸"，睡前给宝宝喝一杯热牛奶，或做一些牛奶粥喝比较好。

香蕉

含有促进幸福激素"血清素"生成并放松肌肉的成分"镁"，又称"天然安眠药"。

猕猴桃

镇定神经的"钙"、"镁"分量丰富，并有帮助睡眠的"肌醇"成分，对失眠有效果。研究结果显示，睡前1小时吃猕猴桃可以缩短入睡时间10分钟以上。

宝宝的睡眠姿势

看着睡得呼呼的宝宝，会觉得宝宝好可爱，就像一个小天使。一整天哄哭闹的宝宝，虽然很累，但看着宝宝熟睡的样子，一天的疲劳一下子就消失了。需要注意的是，不能只看着宝宝熟睡的脸蛋，全然不关心他睡觉的姿势。

相对于大人而言，小宝宝睡觉的时候会保持相同的姿势，因此会影响骨骼的形成以及体型的保持。特别是周岁之前，睡眠姿势决定了宝宝脊椎的成长和成年时的体型。因此，奶奶要检查一下宝宝的睡眠姿势是否端正，不端正时有必要帮着矫正一下。

在宝宝睡姿上费心的原因

第一，对宝宝的骨骼发育产生影响。宝宝80%以上的骨骼都是软骨，尚未变结实，因此从小的睡姿就要端正。只有这样，随着宝宝的成长，骨骼才会长得端正。而且只有脊椎位置端正，不倾斜，个子才能长高。第二，姿势一旦不端正长大后很难矫正。睡觉的姿势是在无意识中养成的。因此，不容易改变已经固定的睡眠姿势。一般来说，1周岁以前形成的睡眠姿势，会伴随一生。所以，有必要在小时候矫正宝宝的睡眠姿势。第三，姿势端正，才能有助于睡眠。蜷缩着睡觉的宝宝也很多，这样会妨碍睡眠。觉睡得好了，才能大量分泌成长激素且迅速缓解疲劳，因此，要帮助宝宝保持端正的睡眠姿势。当然，这些并非是一天两天说改就能改的。所以，当宝宝睡姿不端正时，奶奶要站出来，积极地帮助其矫正姿势。

宝宝的不良睡姿

第一，趴着睡。有些奶奶不想让宝宝的后脑勺变得扁平，就故意让宝宝趴着睡。对于出生不到3个月的宝宝来说，这样的睡眠姿势可能会出现呼吸问题，会导致颈部肌肉和韧带紧张。因此趴着睡觉的姿势是非常不好的。第二，翘着腿睡。有的宝宝会在无意识中翘着腿睡，这样会导致盆骨弯曲、脊椎倾斜，还有可能导致两条腿不一样长，因此，要让其端端正正地睡觉。第三，只朝一侧睡。朝左侧睡的宝宝，对左侧的骨关节不利，因此，要让其有一个正确的睡姿。最后，胳膊、腿儿都伸开睡的情况。胳膊、腿儿伸展开，呈"大"字形睡觉的宝宝，其大腿会变得弯曲。

宝宝睡姿的矫正方法

那么，如何矫正宝宝的睡眠姿势呢？侧睡的宝宝因手臂的重量会使身体承受压力，因此就让其抱着玩偶睡觉。这就不会因手臂使身体受到压力。对无意识中脸侧向一边睡觉的宝宝，一定不能用太柔软的被子和棉絮枕头，因为可能会导致窒息。给侧睡的宝宝垫的枕头要比平睡宝宝的枕头稍高一点。

其作用是让头和脊椎成一条直线。对于脸对着天花板，端端正正睡觉的宝宝，为了让其脊椎的曲线比较自然，最好将他放在柔软的褥子上睡。

正确的睡姿

面朝天空，枕头要适合脖子的高度。手臂要与身体保持3厘米的间距，手臂垂下来，肩膀自然放松。腰最好端端正正的伸展开。在太过柔软的床上睡觉反而会给宝宝的腰部更大的压力，因此，在床上垫一层厚褥子会好一些。要是腿放得端端正正的，睡起觉来会比较累，因此，腿向内倾斜比胯略宽一点睡觉的姿势比较好。

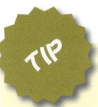

从睡姿看宝宝的性格

弯腰侧卧的睡姿
表面看上去很强势，内在其实很柔弱，有怯生的特点。

端正的睡姿
无论对什么事情都游刃有余，具有准确的判断力。

两只胳膊在头上方伸开的睡姿
性格温顺，感情丰富，对他人关怀备至。

趴着抱着枕头的睡姿
虽然平易近人，社交能力强，但敏感极端。

胳膊伸开侧睡姿势
心细但喜欢冷嘲热讽。

两只胳膊伸开侧睡的姿势
性格纯真、憨厚，容易相信别人。

给宝宝用什么样的尿布好呢

纸尿布是一次性的，优点是比较方便，但透气性差容易引起尿布斑疹及皮肤炎症。纸尿布湿了之后马上就能吸收，因此需要经常确认尿布是否湿了。另外，纸尿布价格较贵，还会造成环境污染，因此在是否使用纸尿布这个问题上还有些许犹豫。

布尿布可循环使用，其最大优点是减轻了经济方面的负担。透气性强，对宝宝的刺激小，稍微湿一点宝宝就感觉不适，因此尿布换得比较勤，比较卫生。但在洗涮和晾晒方面比较麻烦，因此，很多情况下需要交替使用纸尿布和布尿布。

无论用的是什么样的尿布，重要的是宝宝即便不哭闹，也需要奶奶经常确认一下尿布是不是湿了。因为，稍不留心就可能引起宝宝的屁股糜烂。因此，要经常擦拭一下下面，使之通风良好，只有这样宝宝才不会感觉不舒服。屁股糜烂的话，必须涂抹一些尿布斑疹软膏。

不要把换尿布想成一件麻烦事，要让它变成一边跟宝宝进行眼神交流一边跟宝宝对话并朝宝宝微笑的快乐的事情。换尿布的时候需要注意的一点是，把手放到屁股下面一直伸到腰部将宝宝托起后才能给他换。这时，如果在宝宝的腿部用力过大会导致椎骨和大腿骨脱节，需要多加小心。若宝宝来回翻身不老实的话，就递给他玩具，把宝宝的注意力吸引到另一边，这样换起尿布来就容易得多了。最后一点，擦屁股的时候，要根据宝宝的性别区别对待。男孩儿的话，因为生殖器官和睾丸之间容易沾上大、小便，所以要对生殖器官周边好好擦拭一番，在前面多垫一些尿布。如果是女孩儿的话，因

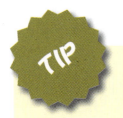

关于尿布应该了解的

尿布一天的使用量

新生儿：10~15个。

周岁前：布尿布10~12个，一次性尿布7~8个。

周岁后：布尿布8~10个，一次性尿布5~8个。

挑选尿布的注意事项

是否为纯棉制品？

是否含有荧光剂、漂白剂等成分？

边角是否整齐？

是否符合宝宝的月龄？

清洗尿布时的注意事项

要把大小便的尿布分开洗。

必须与其他衣物分开洗。

要用低刺激性的洗剂。

要在日光下晒干。

为尿道在肛门附近，要在肛门周边多费点心思，屁股下面多垫一些尿布，防止小便渗漏。

布质的尿布

因为是纯棉质地，绿色环保，不用担心会过敏。通风性能好，可防止尿布斑疹。并且可循环使用多次，经济耐用。与一次性尿布相比，其优点是不用担心环境污染。但布质尿布必须得经常换洗，所以也带来很多不便。其缺点是刷洗和消毒比较麻烦，外出时也不方便。再就是大、小便经常漏到外面，这时，换一下尿布的折叠方式以及铺垫方式会比较好。

一次性尿布

优点是易吸收，不用担心会渗漏。与布质尿布相比不需要经常换，宝宝比较活跃。最大的优点是没有涮洗的担忧，携带方便，外出也便利。再就是用一次就丢掉，也很卫生。带有外罩带子的尿布透气性差，可能引起尿布斑疹，需要注意。再就是也不能忽视不小的经费负担以及环境污染问题，这是因为一次性尿布成分中含有的特殊塑料即使过几十年也不会腐烂。

对付尿布斑疹的方法

有的奶奶因心疼尿布太贵，用过一次的尿布舍不得丢弃。宝宝稍微尿湿一点点的情况，奶奶觉得丢了可惜，留做下次再用。然而，要注意这种行为会引起尿布斑疹。

尿布斑疹是指垫尿布的部位出现的皮肤病，主要是屁股、肛门、生殖器官周边以及小肚子、大腿部位出现变红溃烂的症状。这是长时间垫着尿布，通风不畅引起的。当然，尿布的材料、洗涤时使用的洗涤剂以及漂白粉等也会成为斑疹的诱因，但大部分情况是由于奶奶没有及时给宝宝更换尿布引起的。因此，一定要及时给宝宝换尿布，大、小便之后，要用水洗干净宝宝的屁股。

有时候，一些人会搞不清楚尿布斑疹同过敏及痱子的区别，其实它们是不一样的。尿布斑疹仅仅是垫尿布的部位出现的皮肤病，而过敏是全身出现的皮肤病。如果换尿布不及时的话，任何孩子都会出现尿布斑疹，而过敏只会出现在有过敏特性体质的孩子身上。另外，痱子与年龄无关，无论是谁，汗液太多的地方都会出痱子。

有的人会问，对尿布斑疹放任不管的话，它会扩散吗？尿布斑疹不会因为没有进行治疗而向身体的其他部位无限扩散的。当然也没有对其置之不理的奶奶，也不是说斑疹不扩散就没有治疗的必要。处理尿布斑疹不需要到医院去开具什么处方药，利用在药店就可以买到的宝宝散粉、苹果面霜等即可进行简单的治疗。如果用这些方法还是没有效果的话，有必要去皮肤科看一下了。

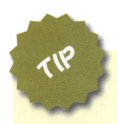

有关苹果面霜

苹果面霜的特征

不仅在治疗尿布斑疹方面有作用，在胎热、痱子、疹毒等部位涂上效果也很好。连续涂的话，会使脾气不好的宝宝感到皮肤镇定、斑疹逐渐恢复。可以在脆弱、敏感的宝宝的脸部及全身任何一个部位涂抹。

苹果面霜的使用方法

涂之前，将需要治疗的部位擦拭干净，之后除去上面的水分。洗完澡后或换尿布的时候，将宝宝的屁股、腹股沟、颈部、胳膊、腿等部位轻轻地伸展开涂上苹果面霜。尤其是屁股和腹股沟等皮肤疾患易发的部位，要每隔3~4小时少量涂一次。

苹果面霜同普通乳液的区别

洗澡后或换尿布时，首先涂的就是苹果面霜，其特点是具有使皮肤"镇定"的效果。而一般的乳液，与爽肤水相比含有更多的精油成分，其特点是保湿。

宝宝生病了怎么办

发高烧的时候

有些奶奶对孩子发烧表现得非常敏感，因为她们认为发烧是很危险的。但我们必须知道，奶奶认为的"高烧"与医生所说的"高烧"是不一样的。大部分孩子与成人的体温不同。通常情况下，成人的正常体温为36.5℃，而孩子的正常体温则略高于成人，在37~37.5℃之间。所以，孩子在即使冬天不穿外套玩耍或在家里挽起内衣袖子，也会说热。

孩子在一天之内可能会有几次体温升降变化，但如果体温一下子超过40℃或持续保持在39～40℃之间，那就应该去医院了。如果不是上述情况，仅仅是体温稍微上升，那么只需用心照看孩子就可以了。

一般情况下，孩子体温升到38℃，奶奶会以为是发高烧，并开始紧张。但如果体温开始超过39℃，就可能会出现呼吸困难或抽风等紧急情况，因此，这时应去看医生，并妥善处理。

孩子发烧时

首先，应不断给孩子喂水，先进行观察。当孩子因体温上升引起发冷、浑身颤抖等，不能用凉毛巾给孩子擦拭身体，而应将毛巾在温水里浸湿并拧干，从远离心脏的部位开始慢慢擦拭，最好还要轻轻擦拭腋下与颈后。值得注意的是，有些人想让温度一下子降下来，便把湿毛巾像盖被子一样盖在孩子身上，但这并不利于降温。因为只有用湿毛巾擦拭皮肤，使毛细血管扩张，热量才会伴随着水分一起发散到体外，从而达到降温的效果。如果这时能给孩子喝一些离子饮料就更好了。

另外，通常情况下，如果孩子发烧觉得冷，如果因此把室内温度升高，家里反而会变得更加干燥，空气也会变得污浊。因此，有必要维持室内适当温度。当孩子发高烧时，虽说应尽可能不给孩子穿衣服，但如果孩子感到冷，则应该给孩子穿上吸汗效果较好的薄衣服。如果这样做了，还没有体温下降的迹象，那么请试着用针扎小孩的手指尖或脚趾尖，放出一点血来。

发烧时给孩子喂退烧药

退烧药有一种是液状药物，只要好好哄哄，就会比较容易给孩子喂进去，这是此类药物的优点。还有一种是通过肛门注射的药物，适用于尚无意识或不能口服药物的孩子，还适用于吃进药去经常会吐出来或因不愿吃药而哭闹的孩子。一定要与专门的医生商量后，才能使用这些方法。

便秘与腹泻的应对方法

便秘与腹泻是孩子消化不良引发的症状。

便秘对大人来讲也是一件很痛苦的事，更何况是对那些括约肌更无力、肛门更狭窄的孩子呢？便秘的孩子因为很难解出大便，憋得脸色涨红甚至会哭闹。

便秘

应对便秘，最好的办法是给孩子多喝水。另外，苹果、梨、西兰花、黄瓜、卷心菜、李子等富含纤维的水果和蔬菜也有利于缓解便秘。

揉肚子也是应对便秘的好方法。奶奶每天都给孩子揉肚子，会消除孩子的便秘症状。如果奶奶能更勤快一点，以有利于孩子健康的心态，一有时间就温柔地给孩子揉肚子，刺激孩子的消化器官，这样就更有利于缓解便秘。另一方面，如果孩子的小便颜色太黄或很浓，也是孩子缺水的缘故，此时应注意让孩子多喝水。

腹泻

腹泻是由于不良毒素侵入了孩子体内，为排出这些毒素而产生的肠道反应。孩子因肠道发育不完善，很容易腹泻。有些孩子感冒也会引起腹泻，有些反应敏感的孩子腹泻甚至会达到15天以上。腹泻的表现是多种多样的。体内多热体质的孩子有时会突然发烧，腹泻的同时会伴随着呕吐现象。孩子吃了凉的食物或天气冷的时候也会腹泻，此时的大便气味不大，颜色也不深。孩子滞食时也会腹泻，并伴随着嗝气或呕吐的症状，这时的大便会发出酸涩或鸡蛋腐烂的味道。

便秘与腹泻的处理办法

与不熟的香蕉相比，已生出褐色斑点的熟透了的香蕉更适合便秘严重的孩子。因为食用不熟的香蕉反而会加重便秘。另外，把香蕉捣碎给孩子喂食也会止泻。将奶粉与温水以2∶1的比例勾兑，做成很浓的奶粉乳液，将捣碎的香蕉与之混合后给孩子喂食即可。给孩子喝蜂蜜水也是一种好方法。另外，"柿子"的止泻效果也非常好。在水中放4~5个柿饼，煮30分钟左右，这种柿饼水也有利于止泻。对于那些经常腹泻的孩子来讲，因吸收得不好，因此，最好给这些孩子食用专用奶粉。

有些奶奶错误地以为孩子只是偶尔腹泻，只要让孩子饿肚子，很快就能好。建议如果孩子脱水情况好转，应尽快给孩子喂食上述食物，因为这些食物能提供营养，比起让肠道休息来说这对孩子更好。奶粉也一样，没有必要因为腹泻而给孩子喂食很淡的奶粉。研究结果表明，像原来一样继续给孩子喂食奶粉，反而会有利于缩短腹泻时间。

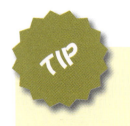

腹泻时的禁忌

忌食油腻或太凉的食物。

忌让小孩饿半天以上。

忌食乳制品或生水果以及含糖分较多的饮料。

孩子呕吐怎么办

奶奶看着孙子不能吃母乳只能喝奶粉本来就心疼，如果孩子喝牛奶后经常吐奶，就会更加焦急。孩子的呕吐是由于喝奶时吸入了空气引起的，在一定程度上这是可以预防的，但是也有很多孩子经常呕吐。内心不够强大的奶奶们对孩子的呕吐表现得非常惊慌，她们时常会想孩子为什么会吐奶，应该怎么办。

虽然奶奶们对孩子的呕吐表现得很惊慌，但呕吐对孩子来讲却是一种自然现象，就像打喷嚏一样。孩子每天呕吐两三次也并不是什么大事，因为对于发育尚不完全的孩子来说，食物很容易在胃和食道里产生逆流。随着年龄的增长，等开始学步的时候，这种现象自然会好转，因此奶奶们不必担心。

但有的情况也很严重，要去看医生才行。孩子从出生2～3周就开始吐奶，并且越来越严重，体重也不能正常增长，这时就应该怀疑孩子是不是患上了幽门狭窄症。患这种病的孩子喝奶后，会"哇"地一下子吐出来，如果很严重，有些婴儿甚至还需要做手术。手术后，大部分孩子的病情都会好转，所以如果有这种怀疑，不应放置不管，而应尽快就医。

少食多餐、慢慢地给孩子喂奶是防止孩子吐奶的好办法。很多情况下，奶奶们觉得只有给孩子喂饱了奶自己才能安心，孩子也才能在满足中熟睡。但是如果给孩子喂的奶超过了需求量，反而会引起呕吐，奶奶们应该注意。另外，将尿布垫得宽松一些，使尿布不压迫肚子，这也是防止孩子吐奶的方法之一。

孩子呕吐时奶奶会突然慌张起来，并马上把孩子抱在怀里。这种做法会使呕吐物逆流进肺里，应该引起注意。正确的做法是，使那些还撑不起头的宝宝头转向一侧，只有这样，呕吐物才能自然地流出体外。另外，即使很困难，也要在孩子喝奶后30分钟至1小时，将小孩竖着抱起来，奶奶们必须记住要让孩子喝完奶后打出嗝才行。

牛奶蛋白质过敏也可能引起呕吐。牛奶过敏通常在2岁时就会消失，虽然罕见，但有些小孩也会持续有这种现象，也有些人一生都对牛奶过敏。牛奶过敏的孩子对其他乳制品也会表现出相同的症状。

孩子呕吐后会缺水，这时可以给他喂食孩子专用的大麦茶，直到不缺水。离子饮料也是不错的选择。应该注意，此时给孩子喂食太热或太凉的水都不好，而苹果饮料或牛奶则会加重呕吐。

如果过了周岁，给孩子喝牛奶时经常呕吐的话，此时有必要给他换着吃断奶食物。如果在过长的时间里吮吸奶瓶，会养成不想吃其他食物的习惯，与及早开始吃断奶食物的孩子相比，这些孩子更容易发生呕吐现象。此时，奶奶应下定决心，果断地给孩子喂断奶食物，这样我们会意外地发现孩子会愈发健康。

如何应对害怕医院的小孩

孩子一进入医院门就会号啕大哭，这其实是很正常的事情。对孩子来讲，医院里有很多陌生的叔叔、阿姨，还要脱下衣服，在屁股上打针，对孩子来说，医院是那样的可怕。那么，怎样才能使孩子在医院里安心呢？

首先，在打预防针时，可以先提前几次去医院，熟悉环境，并在言语上给孩子以安慰。诊疗当天，在排队等待接受诊疗前也可以跟内心不安的孩子对话，以缓解孩子的紧张情绪。在医生进行诊疗时，也可以在旁边攥着孩子的手，帮助孩子减轻恐惧感。如果孩子需要打针，不要隐瞒，直接告诉孩子，跟孩子说："如果不想生病，就得勇敢打针。你能做得很好对吧？"

如果孩子在这个过程中哭了，不要把孩子自己放在那儿。孩子自己不会调节情绪，奶奶要在旁边帮助他。万一孩子在医院哭闹，手脚乱蹬，无法控制（特别是与其他孩子在一起的时候），这时请把孩子带到医院外，让孩子转换一下情绪，并且设身处地地向孩子说明："看来我的孙子很害怕去医院啊，有奶奶在旁边，别担心。"

不用再担心给孩子喂药

孩子很讨厌吃药，所以奶奶每当给孩子喂药时，都会感到精疲力竭。有的孩子看到药瓶就闭着嘴逃跑，有的孩子哭闹着说讨厌吃药，还有的孩子，在盛药的勺子靠近嘴巴前就哭，什么类型的表现都有。大人认为良药苦口，会忍着把药吃下去，但孩子不行。稍微能听懂点话的孩子，如果能哄着吃药，那就是万幸了。但越是不能跟奶奶对话的孩子，吃药就越费劲。那么，怎样才能给孩子顺利地喂药呢？

药粉

药粉通常是与药水一起处方的。但当没有药水时，可以把少量药粉融进水里喂给孩子。只是喂药，孩子会觉得苦，因此可以在药里掺上蜂蜜、果酱、酸奶等孩子喜欢的食物，混合后喂给孩子。但在奶粉里冲上药给孩子食用是没有效果的。不仅如此，孩子会以为奶粉原来就是苦的，以后会不好好喝奶，应该注意这一点。

糖浆

给小孩喂糖浆时，可以将一次的药量装进专门的药用注射器里，使药流进孩子嘴里。首先在注射器里盛上一定剂量的药，然后将盛有药的注射器向孩子嘴里打，孩子咽下一口打一口，如此持续给孩子喂药。这样能给孩子喂进药去，药也不会流出来。如果孩子不愿喝发苦的糖浆，可以将糖浆与酸奶混合喂给孩子比较好。值得注意的是，有的奶奶为了让孩子尝不出苦味，捏着鼻子，给孩子喂药，这是很危险的。因为如果药通过气道进入到肺里，会引起支气管炎或肺炎。

药片

一般情况下，给小孩开的处方里几乎没有药片，但在万不得已的情况下也要给小孩喂药片。我们应该注意，如果勉强给孩子喂药，药片会进入气管里，致使孩子呼吸困难。另外，给孩子吃药片时，大多数情况下会用水直接给孩子服食。因此，应尽量请医生给开药面制剂。如果把药片掰成两半或者研成粉状给孩子喂食，会对胃造成刺激，也有可能会破坏药效，因此一定要与专门的医生商量后才可以这样做。

眼药

使用眼药时重要的是要将眼药快速滴进眼睛里。首先，使孩子躺在奶奶的膝盖上。然后，将孩子的头部固定住，按住孩子眼睑的上下部。最后，从眼睛内部向外快速滴进几滴。这时病菌可能会一起进入孩子的眼睛，因此应注意不能使眼药瓶底部碰触到孩子的眼球或眼睑。

坐药

坐药适用于服药难的孩子。使用坐药时一定要将双手洗干净，方可开始使用。用剪刀将坐药按用量剪开，去掉包装。让孩子躺下，轻轻翘起孩子的屁股，并在肛门上涂抹少量的水或婴儿润肤油，这样有利于药进入孩子体内。然后，握住孩子的双腿，从坐药的尖头部开始，将药慢慢注入肛门。大约10秒后，方可确认药是否已进入孩子体内。

强制给孩子喂药并非一个好办法，相反会让孩子产生强烈的排斥心理，下次喂药会更加困难。另外，强制喂药，孩子可能刚吃进去就吐出来。这时要给孩子喂固定用量的一半。给孩子喂药后，最好不要让孩子在30分钟内睡觉。因为这样做可以使药不在胃里长时间停留，并能尽快进入肠道，从而减轻胃的负担。除此之外还想说明的一点是，如果小孩说不愿意吃药，与责骂相比，赞美孩子，哄孩子好好吃药，会取得更好的效果。

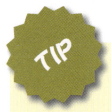

给孩子喂药时请参考以下内容

更简单的喂药方法：

可以试着将药盛在孩子喜欢的汤匙或杯子里，给孩子喂。

准备一个没有针头的注射器，像做医生游戏那样，将药装在注射器里，给孩子喂。

注意事项：

将药融在大麦茶或糖水里给孩子喂食时，会产生沉淀物，因此，在喂食前应搅拌均匀。

应避免药物与可乐、芬达等碳酸饮料或果汁一起服用。

皮肤药

皮肤药尽量不要与服用的药物一起使用，并且如果长期使用皮肤药，还会打破激素的平衡，影响孩子成长。因此，能使用一次的药物，最好不要再次使用。

孩子突然生病怎么办

当孩子发生紧急情况时，奶奶们总会惊慌失措，大脑中一片空白。正确了解病症原因，沉着地准备相应物品显得尤为重要。为及时获得相应治疗，不要忘记带预防接种记录卡。去急救室，医生一般都会询问孩子的身高和体重，因此，为应对紧急情况，奶奶们在平时要准确地知道孩子现在的体重和身高才行。

向医生或护士讲述病情时，要提供正确的数值和相应信息，比如有的奶奶会说"孩子喝奶喝得不好"，这样的话无助于医生的诊断治疗。希望奶奶们能具体地向医生说明情况，比如"几天前孩子感冒了，平时孩子能吃500mL的奶粉，现在连300mL都吃不了。"

另外，如果孩子现在正在服药或生病，应提前向医生说明。当然这可能会没有时间，但是带着药方或最近的医院记录去医院会更有助于诊断。当孩子发烧去急救室时，奶奶们最好要记住或写下孩子的体温变化，并将其告知护士。呕吐时，将呕吐物带去医院给医生看；腹泻时，将有大便的尿布带去给医生看，这些都有助于医生的诊断。当孩子吞咽了异物或药物时，奶奶们应该将孩子咽下的物品或药物带给医生查看。

奶奶们也能做的应急措施

大人们不知道孩子会在何时何地发生什么情况，所以经常紧绷着一根弦。知道一些应急措施会在紧急时刻帮上我们大忙。

流鼻血时

让孩子坐起来，并暂时按住流鼻血的一侧。如果血止住了，那么就把卫生纸剪成细长的形状，堵在流血部位，按压5~10分钟，直到止住血。如果流鼻血持续30分钟以上，就应该去医院了，因为这可能是血管受到了损伤。在这种情况下，有的奶奶为了止住孩子的鼻血，会让孩子脖子后倾，但这样做有窒息的危险，应该注意。

手指割断时

此时，止血是当务之急。因为要在48小时内缝合被割手指，所以应该尽快用手绢或布包好手指，以0~4℃的温度冷却保存，然后去医院。

耳朵进水时

孩子在泳池或浴池耳朵进水时，经常会惊慌失措并哭叫。大人会认为这不是什么大事，就这样过去了，但如果不把进到耳朵里的水清除掉，会产生细菌，并发展成中耳炎。通常做法是，使孩子头向下倾，使进到耳朵里的水倾倒出来，也可以用吹风机温热的风给孩子吹耳朵，进到耳朵里的水也会很快干掉。

热水烫伤时

如果急着脱去洒上热水的衣服，可能会造成二次烫伤，因此用淋浴头把凉水洒到衣服上，慢慢冷却降温，这样比较好。将衣服湿透后脱掉，然后快速带孩子去医院。

孩子掉进浴缸时

先马上把孩子从浴缸抱出来，确认孩子是否还有呼吸。如果没有呼吸了，要马上拨打120急救电话，之后要马上给孩子实施心肺复苏术。一边按压小孩胸口30次，一边给小孩做两轮人工呼吸，这样反复5次。

误喝有害物时

通常情况下，人们会敲打小孩背部，使小孩吐出咽下去的有害物品，但过分呕吐会伤害食道，因此这并不是一个好办法。一定要记住拨打120急救

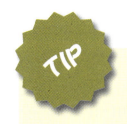

必须去医院的情况

不满6个月的婴儿发烧到38℃以上时。

发高烧并伴随神志不清或严重头痛时。

眼神涣散或手脚急剧抽搐时。

喊孩子名字却没有反应，打不起精神时。

发高烧并持续抽搐15分钟以上时。

过了起床时间却叫不醒时。

被异物戳伤眼睛并伤得很深时。

触电后受伤部位像烫伤一样变黑或腐烂的情况。

误食干燥剂时。

掉进浴池后脸色苍白，摇晃、拍打却没反应时。

滑倒摔到脑后，孩子脸色发青，耳孔与鼻孔冒血，孩子却不哭的情况。

流鼻血时进行了止血处理，但超过30分钟还没止住血的情况。

3天以上每天流鼻血数次。

撞到棱角上，脸部被撕破时。

小孩吃糖或舔食铜钱等，突然翻白眼或呼吸困难。

手指挤进门缝或窗缝里不能活动或碰触疼痛时。

手指被挤后一开始没事，几天后手指肿胀、颜色乌青的情况。

从高处摔下来，胳膊或腿肿胀厉害、不敢碰触的情况。

指甲中扎进刺或玻璃、钉子等时。

误食烟、药、洗涤剂、丙酮、杀虫剂、冰醋酸、水银、指甲油、着色剂、樟脑丸等时。

碰到热水现出白肉时。

指甲脱落，翘起来的部分止不住血时。

跟宠物玩耍被咬时。

被虫子严重叮咬的情况。

电话，征求专家意见，然后采取应急措施较好。

摔倒磕破时

如果伤口被异物污染，请用流动的水清洗伤口，然后用消毒药物进行消毒，并包扎好。如果扎上了刺，要先将刺拔出，然后进行消毒。一般情况下，处理后10分钟左右进行按压，会发现已止血。如果伤口很深放任不管，伤很容易感染破伤风菌，因此，必须要仔细地给伤口消毒。

呕吐时

将头侧向一边，以不阻塞气道为准。为防止引起脱水，可以给小孩喂食用大麦茶或糖冲的盐水。

养成良好的排便习惯

排便训练准备

　　要想健康不仅得吃好睡好，还得排泄好，这并非笑话，而是一个真理。几乎所有家长都很注重孩子的饮食和睡眠，而对排便却关心不够。将体内沉积废物排出体外的"排泄机能"是关系到孩子健康的最重要因素。

　　看到粪便，奶奶们皱着脸说："啊，真脏！""哎呀，真臭！"即使是这么开玩笑，奶奶的这一行为也会让孩子觉得自己制造了脏东西，会产生一种负罪感。随着这种情绪的发展，孩子们会躲起来大便或只有在垫着尿布的时候才大便，这样也会引起便秘。

　　18～36个月的小孩对有关粪便的话题格外感兴趣，对类似放屁以及屁眼儿的话题也很感兴趣，这是一种自然现象。此时，我们应该让孩子觉得排便是一种自然现象，是一种必不可少的生理现象。另外，还可以跟孩子讲正常排便是非常重要的，甚至是一种非常自豪的事情。但是我们要将孩子的粪便处理干净，并且要训练小孩在一定的时间、地点排便。

　　我们要在孩提时期培养孩子养成正确的排便习惯，因为有规律的排便不仅有利于健康，而且对孩子性格的形成也会产生很大的影响。为了我们可爱的孙子能养成良好的排便习惯，要从奶奶转变认识开始做起。即使孩子不小心拉在裤子里奶奶在当时也不要责备，可以在过后告诉孩子有便便时要提前打招呼，否则奶奶处理起来很辛苦的。这样既不会打击孩子的自尊心，还能帮孩子养成良好的排便习惯。

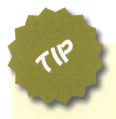

适合开始排便训练的几个时期

- 4个小时左右小便一次的时候。
- 能在特定时间大便时。
- 能自己走着坐到马桶上的时候。
- 看到奶奶在洗手间便能跟着学的时候。
- 能说"讨厌"、"我不做"等表达自己主张的时候。
- 能自己穿脱裤子或裙子时。
- 能听懂并使用"嘘"，"啊"等语言时。
- 大小便弄湿了衣服，感到不舒服时。

进行排便训练的必要性

　　小小的排便训练看似简单，对孩子却会有很大影响。过于严厉的奶奶对孩子强制进行排便训练，小孩会认为受到了规则、规范的严重束缚。相反，遇到过于宽容的奶奶，训练不严格，小孩则会对规则、规范置之不理，将来会成为按自己意志行事的人。因此，我们必须对孩子进行正确的排便训练。

　　与妈妈相比，排便训练奶奶会做得更好。想想以前是怎么养育自己的子女的。一旦孩子拉了或尿了，不会责备，而是一边收拾一边笑着说："哎呀，我的孩子，拉得很漂亮呢。"在孩子小便的时候，一边说着"嘘~"一边给孩子把尿。拿着便桶来来去去哄小孩撒尿，孩子们自然会养成不随地大小便的习惯。总之，就是要渐渐地使孩子自己明白过来。

好好想想那时候的事情照着做吧。孙子对奶奶的"嘘嘘"声也会产生训练反应的。但如果孩子尿在地板上，请不要生气，可以说："大象马桶很喜欢我孙子的尿来着，真是可惜了。"对孩子随地小便表现出一种可惜的态度。相反，如果孩子能在马桶上好好小便，就应该表扬孩子说："啊，我的孙子很会小便啊，真可爱。"表扬孩子是最好的训练方法。

如果孩子不会大小便，就像发生了什么大事似地训孩子，孩子会害怕。这是没能好好进行排便训练，不要指责孩子。如果想让孩子尽早学会大小便，那么请试着像玩一样，非常有趣地教孩子。不要把粪便看成是孩子体内排出的脏东西，可以试着这样亲切地跟粪便打招呼说"走好，小便。走好，大便"等，就当粪便是孩子的朋友。

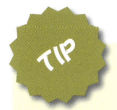

喝奶粉与喝母乳的小孩的粪便

喝母乳的小孩粪便

与喝奶粉的小孩粪便相比，喝母乳的小孩粪便更稀薄。喝母乳的小孩粪便水分多，经常湿透尿布，并容易产生气泡。奶奶们经常会以为是腹泻，但其实这是正常的。另外，虽然通常情况下小孩一天排便3~4次，但出生6周以上的小孩喝母乳的量比较少，也有可能一周都不排便。

喝奶粉的小孩粪便

喝奶粉的小孩粪便也较稀薄，但它具有一定的特征。喝奶粉的小孩粪便主要呈现浅黄色或浅褐色。奶奶们有时候因为孩子拉绿便而想换奶粉，但即使是换了奶粉，绿便也不会变成黄色。

一定要对孩子强调，如果小便就一定要去马桶那儿。

"想小便，就要跑来这儿，知道吧？"

"奶奶小便时也是这样，对吧？你也坐下试试。"把小孩的马桶拿来，让孩子学着奶奶的样子坐到马桶上。即使是孩子已经把尿撒在尿布上了，也要让孩子坐到马桶上，对孩子进行教育后，再给孩子换尿布。

如果有教孩子大便的书，使用这些书对孩子进行教育也很好。如果书里的人物失误了也不会大小便，这时可以对孩子说："哎呀，你看看，书里的小孩跟我孙子一模一样啊！"让孩子产生共感。也就是说，孩子看到书里的主人公失误渐渐减少，每次大小便时也会进行比较。

奶奶可以给孩子打气说："我孙子比书里的孩子做得好多了。"即使是一次成功地大小便，也要兴致勃勃跟孩子说："哇，我孙子赢过书里的孩子了！"这样孩子会感到满足，即使是有一点想要小便的感觉，也会想要坐到马桶上去。

为了培养孩子正确的排便习惯，当务之急就是要使孩子对马桶产生亲近感。我们可以把小孩的马桶放在一个显眼的位置，或让孩子自然而然地感到坐在马桶上是一件非常愉快的事情。

让孩子尽快学会大小便的捷径只有反复练习这一条。一开始自然是不行的，因此，继续耐心训练就显得尤为重要。有时孩子过了相应的年龄，却还不会大小便，我们也会感到内心郁闷而想发火。但万一内心急躁催促孩子，孩子会受到压力，更影响其正常的排便习惯，甚至会晚上尿床。另外，更应引起我们注意的是孩子的性格可能会由此变差。

利用玩具教孩子学会大小便也是可行的一个方法。准备一个尿炕玩偶，让孩子拿着玩偶进行排便训练。首先，可以对孩子说："玩偶宝宝想小便，该怎么办呢？"那么，孩子可以假装让玩偶坐在马桶上小便。然后可以让孩子夸玩偶说："真乖，在马桶上撒尿了。"夸奖完后可以和孩子一起快乐地鼓掌，给玩偶穿上短裤，将马桶冲干净。孩子在玩玩偶的过程中，能够养成正确的排便习惯。

对这种排便训练而言，夸奖是最好的办法。从孩子想撒尿跑向马桶开始就要对孩子进行夸奖。走向马桶的时候夸奖一次，坐在马桶上的时候夸奖一次，用手脱下短裤的时候夸奖一次，一直到撒完尿穿上短裤都要不断地进行夸奖。用语言夸奖孩子是不错的选择，但通过奖励孩子点心或者给孩子以拥抱或为孩子鼓掌等多种方式夸奖孩子会取得更好的效果。如果孩子能很好地学会小便，那么以后孩子也能接受大便训练。训练过程中，如果孩子将大便拉到短裤上，那么跟小便训练时一样对孩子进行训练就可以了。

如果孩子想摸粪便，可以温和地劝说孩子。孩子认为大便是自己体内产生的东西，想要摸摸看看。虽然摸大便是不可以的，但过度地责备孩子，让孩子明白粪便很脏，这种方法也是不可取的。如果孩子感到自己体内产生的东西很脏，会由此产生羞愧感和负罪感。温柔地劝孩子不要摸大便，大便虽然很脏，但那是自己的杰作，这样夸孩子比较好。

当然，在进行排便训练时也会遇到很多困难。这是因为如果孩子不按我们的意愿大小便，我们会感到非常失望，甚至会哭。在孩子必须学会自理的事情中，学会大小便是最重要的。因为学会大小便不仅意味着肛门肌肉的发达，而且也显示着情操的发展情况。尤为重要的是这会让孩子产生一种成就感。因此，即使是孩子失败了，奶奶也要帮孩子好好调节情绪，不要让孩子产生负罪感。只有这样，排便训练才会取得良好的效果，孩子的情操发展也不会产生相关问题。

通过大便的颜色看孩子的健康状况

对于孩子的消化怎么样，我们无法用眼睛直接看到孩子肚子里的事情，但我们可以通过大便来间接地看到这些。大便的颜色是随着食物在肠内滞留的时间长短、分解力、肠内细菌的种类和活动性、孩子的状态以及食物种类等的变化而产生差异的。因此，应在给孩子垫尿布时确认孩子大便的颜色，随时关注孩子的健康状况。不仅仅是大便的颜色，最好能一起确认孩子大便的稀薄程度等。

嫩豆腐状的白便

这种情况主要发生在喝奶粉的孩子身上，这是由奶粉中含有的乳脂肪凝固引起的。奶奶们经常将这种粪便叫做"生便"。一般情况下，在消化不良时会出现这种情况。如果能让孩子很好地打嗝，奔跑玩耍，那么这将不是什么大问题。但如果孩子的粪便处处都显出白色，那么就要怀疑孩子是不是患上了胰腺类疾病。

发红的粪便

这种情况主要发生在吃断奶餐的孩子身上，这是因为粪便中掺杂着胡萝卜或其他的蔬菜等。在给孩子制作断奶餐的时候，将蔬菜煮得熟一点，大便的颜色就会变浅并恢复到正常。但是如果孩子大便出血或者是排红色粪便，那就得另当别论了。这时，血在粪便上是怎么沾染的是问题的关键。如果粪便整体都沾染上了红色，那么孩子有可能是患上了"肠重叠症"或"病菌性肠炎"等，这时一定要去看专家才行。

草绿色的粪便

排绿色的粪便是正常的，不必担心。这种情况经常发生在由母乳换食奶粉或刚刚吃断奶餐的孩子身上。与红便一样，排绿色的粪便与其说是健康问题所致，倒不如说是所食用的食物引起的。但如果绿便发出一股酸味或夹杂着血，那么孩子有可能是患上了肠炎。

黏土般黏糊糊的粪便

粪便只是单纯的有韧性没关系，但如果像黄鼻涕一样过分黏腻，那么就应该更加注意观察了。如果这种情况不是只出现了两三次，而是持续出现，那么可能是孩子身体健康状况出现问题发出的信号。

像大人粪便一样气味很大

这种情况是因为孩子的消化器官大都很弱。但如果只是大便的气味很重而没有其他的症状，孩子也能吃好、玩好，那么就不必过于担心了。

羊屎状的硬便

出现这种情况的孩子往往都伴随着便秘，因为便秘严重时，粪便经过肛门会受到损害。这是由吃得比较少，或所吃食物中纤维不足引起的。在这种情况下可以给孩子多喂水，如果是吃断奶餐的孩子，可以给孩子多喂一些果汁或蔬菜等。

像墨一样的黑便

小孩排黑色的粪便，注意不是卡其色而是黑色，这是胃或十二指肠出现大问题时才呈现出来的症状。出现这种情况时，一定要带着沾有粪便的尿布，到大医院就医。

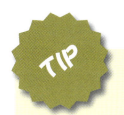

小儿便秘

孩子可能原来每天大便一次，却突然四五天不大便。这时候人们很容易误认为孩子得了便秘，但孩子也可能在毫无异常的情况下，一周不大便。当孩子便秘时应给孩子多喂水。另外，在断奶餐中添加富含纤维的蔬菜也有助于缓解便秘。但应注意，胡萝卜、黄南瓜、熟苹果会加重便秘。

对宝宝粪便的误解

孩子经常大便不利于成长？

不是的！如果孩子能吃得好，玩得好，体重也正常，即使是经常大便，也不必担心。如果孩子粪便状态良好，可以再观察一下，如果这样还是不放心的话，那么可以与小儿科医生探讨一下。

给孩子喂凉奶粉肠道会健壮？

不是的！有的奶奶相信给孩子喂凉奶粉，孩子的肠道就会更加健壮，但这种说法并无科学依据。特别是给出生1～2个月的小孩喂凉奶粉，可能会导致孩子体温下降，我们应该注意这一点。另外，对患感冒、呼吸器官疾病以及腹泻的孩子来说，凉奶粉就是毒药。将牛奶以体温的温度，即以母乳的温度给孩子喂食是最好的。另外，有的人还将奶粉与生水或大麦茶一起冲食，我们应注意这样会有滋生细菌的危险。

腹泻时应停止给孩子喂母乳？

不是的！母乳不会给腹泻孩子的肠道带来负担。只是与喝牛奶的小孩相比，喝母乳的小孩粪便更稀一点而已。如果小孩腹泻很严重，一次可以给小孩少量喂食2～3分钟，3～4小时喂一次。但即使是这样，孩子腹泻还是在继续加重的话，那么就应该去看医生了。

腹泻时一定要让孩子饿着肚子？

不是的！有些奶奶认为孩子腹泻时应避免进食，因此，一点东西都不给孩子吃，甚至让孩子饿上一天。这种做法不可取，弄不好孩子会虚脱，我们应该注意。孩子吃东西时，随着食道运动，肠道也会一起运动起来，会促使肠道内产生的粪便排出来。应该给腹泻的小孩喂食米粥或腹泻专用的特制奶粉。与饿着相比，一边尽可能多地喂孩子吃东西一边治疗，效果会更好。

便秘时要将奶粉冲得浓一些？

不是的！孩子便秘时，将奶粉冲得稀一点会更好。即使是为了补充水分，也要在奶粉里多加一些水。奶粉中加了水，也有必要给孩子另外多喂水。孩子在吃断奶餐的时候，富含纤维的食物更合适。

有时那些喝水很多的孩子也可能便秘，这往往是给孩子喂的食量不够的原因。这时可以与小儿科的医生商量，给小孩冲更浓的奶粉。给孩子喂浓奶粉是由小儿科医生作出决定的，这是一种特殊情况，要记住通常情况下要给孩子冲稀奶粉喝。

排绿便是孩子受惊了？

不是的！孩子经常会排绿便。但是很多奶奶们看到孩子排绿便，会以为孩子受惊了，于是便会找出"气应丸"、"清心丸"等来给孩子吃。但绿便并不是因为孩子受惊而形成的。虽然绿便本身并没什么问题，但也不是所有的情况下都是如此。在以下各种情况下孩子也会排绿便，如患肠炎或对牛奶过敏时，胆汁增多的情况下，食用了含有色素的食物等。如果奶奶们还是有疑惑的话，那么就应该去看医生了。

奶奶们怎么背孩子才能更轻松

整天哄孩子是件非常辛苦的事，如果碰爱哭闹的孩子，更是如此。只有孩子睡觉的时候才能松口气。可有的孩子一放在床上就醒，又哭又叫。奶奶们虽然已经腿脚发软，可还是得重新用力将孩子背起来，"哇哇"大哭的孩子这时才会停止哭闹。一整天都那么背着哄孩子，好不容易哄孩子睡了，奶奶们已经是浑身酸痛。虽然大量的身体接触有利于孩子情感世界的发展，但奶奶们往往会体力不支。以前身上缠着背孩子的襁褓，也能工作得很好，但毕竟现在身体不如以前了。

那么奶奶怎么背孩子才能更轻松一些呢？现在妈妈们用以下4种工具来轻松地背孩子，以减轻腰部和肩膀的负担。我们也来看一下这些方法。

婴儿背带

婴儿背带使用方法简单，非常方便。这种婴儿背带设计简单，外出时非常显眼，但这种婴儿背带不适合刚出生的小孩使用。

襁褓

这种方法适用于出生4个月以后能撑起头来的孩子。这种自古流传下来的方法很受奶奶们的喜爱，而妈妈们则担心这种方法会压迫孩子的腿。妈妈们担心孩子的双腿裹在奶奶的腰上，弯曲着，不利于血液循环。正如妈妈们担心的一样，从早到晚将小孩连续背在襁褓里会引发一些问题。但外出时这样裹几小时是没有关系的。相反，这样一来奶奶和孩子紧靠着，有助于孩子内心的安定。但我们应该注意，如果弄不好，重心会移到小孩的屁股上，小孩有掉下去的危险。

推车

推车对奶奶来讲比较重，更适合爸爸们使用。推车的重量加上孩子的体重，奶奶很难承受这个重量。推车大部分都很大，奶奶们身材较小，用起来不方便。即使是爸爸，用起这种车来也很容易觉得累，这是推车的缺点，但这种车是最利于孩子自由活动的，即使是乘坐很长时间，孩子也不会觉得不舒服。另外，这种车有靠垫和腰部保护带，有利于保护孩子安全。通风也是推车的一大优点。在炎热的夏天，婴儿背带、襁褓、背巾紧贴着小孩，无法避免地会容易出汗并产生沉闷感。但当长时间外出或旅行时可以使用推车。

背巾

最近，背巾在年轻妈妈中非常流行。孩子周岁前也可以使用，如果是躺着，孩子的脸是朝向奶奶胸部的，可以给孩子安全感。另外，这种背巾体积小，不压迫脊椎，易清洗，背孩子正合适。不仅如此，这种背巾还能塞进尿布包里。更重要的是，使用背巾背孩子，奶奶的双手是自由的。但要使用这种背巾，就要将其调节得符合奶奶的身体情况才行，因此使用起来比较困难。另外我们还应注意，不喜欢躺着的小孩，会因此感到不舒服，如果孩子太小，还会有致使孩子窒息的危险。

现在了解了多种背孩子的方法。这些方法各有利弊，将其中的一两种方法混合使用会取得更好的效果。如在家做家务或哄孩子睡觉时推荐使用襁褓，而外出时则推荐使用背带或背巾。

不同月龄的孩子的特征与选择玩具的要领

对孩子而言，玩具并非单纯的玩乐工具。只有选择适合月龄的玩具，孩子才能在玩玩具的同时，自然而然地培养各种感觉以及各种运动能力和认知能力。因此，给孩子选择适合月龄的玩具是非常重要的。那么应该给各月龄的孩子选择什么玩具呢？

0~3个月

这一时期给孩子选择适合五感发育的玩具较为合适。这一时期的孩子对周围的声音和一些轻微的震动也会产生反应，如果这一时期让孩子听到奶奶的声音和电视里发出的声音等，会对孩子产生良好的刺激作用。这一时期奶奶拿用橡胶、碎布、塑料等多种材质做成的玩具跟小孩玩耍较好。这时可以让孩子用手抚摸玩具，也可以把玩具放进孩子嘴里，让孩子感受玩具的形状，以刺激孩子触觉的发展。

至于雕刻玩具，一开始可以给孩子玩黑白颜色的玩具，在孩子5~6个月时可以换成能唱歌的彩色玩具。这一时期的孩子很喜欢声音，所以摇铃或能发出声音的玩具比较合适。从颜色上看，那些色彩鲜艳的颜色比较合适；从材质上看，那些柔软的比较好。但要注意这些玩具一定要达到卫生标准，可以放进孩子嘴里。

4~9个月

这一时期的孩子喜欢那些能够直接看到、听到、触摸到的玩具。这一时期的孩子想到处看看，处于多动时期。因此，在这一时期，那些有助于孩子身体发展的游戏比较合适。如镜子游戏、活动的玩具以及能发出声音来的乐器等都是比较好的选择。

10~12个月

这一时期的孩子会到处摸碰，将各种玩具扔得到处都是。这一时期，可以给孩子准备积木等有助于锻炼手部肌肉的玩具。另外，这一时期的孩子特别喜欢玩具娃娃和汽车。这时奶奶可以跟孩子玩找身体部位的游戏，奶奶说出身体部位，孩子听到后把它找出来，这样可以使孩子学会区分身体部位。

1岁

这一时期的孩子能玩一些插图或拼图类的游戏，还能自己坐秋千或木马玩耍。他们虽然看不懂书中出现的文字，但这一时期的孩子已经能够看图画书。

2岁

这一时期的孩子已经可以玩过家家、骑自行车游戏、钢琴游戏、医院游戏等。另外，这一时期的孩子还很喜欢贴画书，能用蜡笔画画，并给画涂上颜色。

3岁

虽然这时孩子还很小，但这时的孩子已经可以集中注意力了，能折纸、看木偶剧等。孩子在看过书或电视后，还能跟着模仿。另外，孩子在这个年龄还总想到外面去，因此，这时可以让孩子扔球玩，扔球可以活动身体的多个部位。

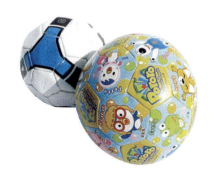

4岁

这个年龄的小孩可以跟同龄玩伴一起说话，并完成砌块游戏。4岁已经是开始自我发展的年纪，孩子这时经常会说"讨厌"、"不做"等，以使别人感受到自己的存在。这个年龄的孩子注意力开始提高，因此，他们能够完成像串珠子这样的精细活动。

5岁

5岁时孩子好奇心很强，总想试着去做各种事情。这个年龄的孩子会找出家人的特征，给他们画画；他们会跟朋友玩着玩着打起来，他们还知道怎样跟朋友和解；他们会骑四轮自行车；他们背起童谣、歌谣来比奶奶还快；另外，他们还能记住并向奶奶转达幼儿园老师交代的问题。

孩子的教育问题

慎重选择孩子的第一个"教育机构"

孩子不可能一直在奶奶身边生活。为了教育孩子，培养孩子的社会性，送孩子去受教育的时间到了，就要为孩子选择幼儿园或学前班。幼儿期是人生打基础的时期。现在问题的关键在于孩子能不能适应。聪明的奶奶会迅速收集相关资料，并告诉孩子的父母，以引导他们为孩子选择合适的学校。关于将孩子送去哪家幼儿园或学前班的问题，不能只听信别人的说法，从现在开始自己就要去好好了解相关信息。

保育院

保育院是以"保育"为目标的教育机构，适合于需要照顾的0岁到上小学前的小孩。

幼儿园

幼儿园是以"教育"为目标的教育机构，有公立幼儿园也有私立幼儿园。公立幼儿园是由政府经营的，更值得信赖，教师的素质也更高，因此也更加受欢迎。另外，与私立幼儿园相比，公立幼儿园能得到政府更多的援助，经济负担相对较小。

127

选择教育机构时一定要考虑的几个因素

首先要考虑的就是和家之间的距离。将孩子送去离家近的教育机构，在接送孩子上负担较小。如果来回要乘坐校车20分钟以上，那就要重新考虑了，即使是那些师资力量优良、口碑较好的机构。如果真把孩子送到了离家远的教育机构，既不方便，一旦发生什么事时也不方便赶过去。因此，最好是选择那些步行就可以到达的教育机构。

其次要考察的就是园长和教师。为了把孩子寄托在那里，要认真考察园长和教师是什么样的人。教师在接待家长时，具备基本的礼节，其班级管理水平和业务处理能力也能够让人信服，这样的机构一般不错。同时，教师选拔标准严格的教育机构也不错。我们可以将孩子放心地托付给不仅素质好、能力强而且有责任心且诚信的教师。

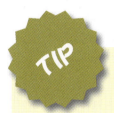

关于英语幼儿园

准确地说应该称之为"英语辅导班"。随着英语教育重要性的提高，近来，家长越来越重视英语教育。但在孩子4～5岁时一定要对孩子进行人性教育，并培养孩子的社会性，因此，选择那些能够平衡"教育"与"保育"的机构比较好。那些既有外教，也有幼儿教育专业的本国教师，且两者合理搭配的地方也不错。但那些只注重英语教育，而不能对孩子进行必要的人性教育的机构是不行的。另外，还要考察孩子能不能跟上英语学前班要求达到的水平。仅仅是相信品牌效应，就将孩子送去那些企业型代理英语幼儿园，有这样的想法是很危险的。因此，不仅要考察这些英语幼儿园的教育项目与教育质量，还要去直接考察讲师的人品，经过充分考察后，才能做出决定。

最后一个需要考察的就是幼儿园的设施与环境。孩子正处于喜欢奔跑玩耍的年纪，我们要了解幼儿园是否有室外游乐场。拥有室外游乐设施的幼儿园比较好。如果幼儿园是利用小区游乐场的，那我们应该去考察一下幼儿园到小区的距离。同时还应注意一下游乐设施的安全性。

不愿意去幼儿园的孩子

"奶奶，我今天不要去幼儿园！"很多孩子早上会提出这样的要求，甚至大哭大闹。遇到这种情况，很多奶奶都会心软，心里想：孩子不喜欢去幼儿园，是不是不送他去了？或者是想：会不会是只有我家孙子不适应呢？甚至有的奶奶还在想是不是幼儿园不好，要不要换一家，还可能会担心孩子上学后是不是也这样，那可怎么办啊？

孩子不喜欢去幼儿园的表现是一样的，但是每个孩子不愿去幼儿园的原因却是各不相同的，因此，我们应该明确孩子是因为真的有什么问题而不愿去幼儿园，还是单纯的只是一个借口而已，我们应该努力去读懂孩子内心的真实想法。那么现在就让我们看看孩子不愿去幼儿园的原因以及奶奶应该如何应对这种情况。

害怕离开家长的孩子

如果家长过度保护孩子，孩子会更加深切地体会到分别带来的不安。因为大人们经常问孩子："今天在幼儿园做什么了？""今天你回答老师问题，回答得好吗？""今天没哭吧？"问孩子诸如此类的问题会加重过度保护带来的离别时的不安。因此，家长要以信任的态度跟孩子说："我的孙子一定会做得很好的"。如果孩子能够感受到这种信任，那么孩子也会像家长所信任的那样把事情做好。

性格内向，与朋友关系生疏的孩子

这种孩子一开始上幼儿园会上得很好，一两个月后他们会开始说不喜欢去幼儿园。这是因为随着上幼儿园时间的增长，孩子开始分辨与哪些孩子相处得好，与哪些孩子相处得不好，当孩子自己感受到这些时，他们会觉得很累。幼儿园是孩子最早接触社会生活的地方，也是最初与同龄人相处的地方。这些性格内向的孩子虽然在家庭生活中与兄弟姐妹或两三个朋友玩耍，已经学会了让步和妥协，但很多情况也并非如此。这时，作为家长就应该经常带孩子去游乐场之类的地方玩耍，让孩子在游乐场里学会与朋友们和谐相处，以培养孩子良好的社会性。那么孩子将会在无形中渐渐地想要跟好朋友一起去幼儿园。

"欺负"奶奶的孩子

这种孩子每天早上都会耍赖说不想去幼儿园。但他们去了幼儿园后会在那里待得很好，但他们还是每天早上都会去找一些无谓的借口。在这种情况下，如果孩子说"不想去幼儿园"，请不要发火，也不要过度担心，只要简单地回答说："啊，是吗?"这样就行了。要让孩子知道"不想去幼儿园"这句话不会对奶奶产生作用。

讲出具体原因的孩子

有些孩子以"不喜欢幼儿园的饮食"，"不喜欢体育课"，"怕老师"等具体理由拒绝去幼儿园，这时家长要与老师沟通，了解孩子说的是事实还是仅仅是一个借口。如果真的有原因，那就试着努力改变或让孩子转园。

对待不愿去幼儿园而苦恼的孩子，值得提倡的态度便是"亲切而又严厉"。这时我们需要有原则的爱，既不过度保护也不漠不关心，不能犹豫不决。只有这样，孩子才能既感受到奶奶的爱，又能没有依赖性、独立成长。这样孩子不仅能适应幼儿园的生活，以后也能很好地适应社会生活。

电视节目的选择方法

孩子从开始会看、会听开始，就会在有意无意中接触到无数的电视节目，知道每天通过一个遥控器就可以轻松看到整个世界。这时奶奶就有义务和责任代替父母给孩子选择合适的电视节目。

有些奶奶认为电视是学习的敌人，不能给孩子看，但现在有很多电视节目是将学习与玩耍结合在一起的，是有助于孩子教育的。那些幼儿、儿童节目是怎样将学习和游戏结合起来的，这是给孩子选择电视节目时最重要的标准。

现在有很多适合孩子的优秀的电视节目。只有好好利用电视，才会有所收获。那么，我们应该怎样去选择那些既有助于孩子的教育，又有利于增强家庭纽带关系的有价值的电视节目呢？

纪录片

可以选择自然或科学等特定主题的纪录片给孩子看。与选择给孩子看那些弱肉强食的真实动物世界的纪录片相比，给孩子看自然类纪录片更好，这些纪录片中会出现生活中可以直接看到的鸽子、蝴蝶等动物或者是类似的植物。特别是在看这些自然类纪录片的时候，奶奶可以给孩子说明"这是蝴蝶"、"这是鸽子"等，奶奶还可以直接带孩子到外面去进行观察，这是此类纪录片的优点所在。

动画片

在看动画片时，奶奶应帮助孩子分辨假象和事实。孩子习惯于跟着电视学，我们应对此格外费心。孩子还不会分辨虚构的世界和真实的世界，所以，孩子很可能在现实生活中模仿动画片中出现的场景。有的孩子想像超人那样蒙着斗篷飞起来，爬上屋顶后跌下来或者是盲目地想跳过屋顶，孩子们总会产生这样的冲动。因此，在看动画片时，奶奶应跟孩子说明如果像主人公那样做，会有什么样的后果。

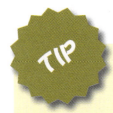

看电视时的注意事项

不要让孩子一个人看电视

孩子一个人看电视不好，即使是幼儿节目。因为只有了解了孩子在看什么内容，才能了解孩子的想法。孩子一个人看电视会很容易陷进电视节目里，因此，孩子应该一边与奶奶说话，一边看电视。

看完电视后与孩子做各种活动

看完电视后，可以与孩子一起回忆电视节目的内容，哪一部分比较有意思，节目里都有谁，长得怎么样，可以把这些写下来，或模仿电视主人公的有趣动作，这些都是对孩子有所帮助的。

避开那些暴力节目和色情节目

不仅是不让孩子看这类节目，奶奶也要控制自己，不要去看那些有暴力倾向的节目或不道德的电视剧。如果无意中陷入此类节目，是会给孩子感情世界的发展带来不良影响的。

不要过度纠结于收视许可年龄的限制

虽然乱看高年龄层收视节目是一个问题，但在幼儿与儿童收视节目的范围内，稍微摆脱年龄的限制也不是什么坏事。如4岁的孙子看8岁儿童的节目并且会有相应的反应，那也没关系。

烹调类节目

看此类节目时可以一边给孩子讲节目中介绍的食材，一边给孩子品尝这些材料的味道。看到演员吃那些孩子不喜欢的食材制作的食物，可以跟孩子说："哇，他那么喜欢吃南瓜啊！你也吃一口尝尝。"这是改善孩子偏食习惯的好机会。另外，一起做电视节目中介绍的食物，还能增加乐趣。

孩子就应该这样跟奶奶一起看所有的幼儿节目。跟孩子一起看节目，问孩子觉得哪个场面有意思，这样有助于孩子关心周围的事物，也有助于孩子的发展。另外，跟孩子回想节目中的角色并进行模仿，这些看电视后的活动有助于孩子的教育和情操发展。

怎样读书给孩子听

在词汇丰富的孩子背后，总会有一个经常给孩子读图画书的话匣子家长。您是不是以为只有那些热衷于教育的妈妈才能做到？千万不要这样想。奶奶们也可以给孩子读图画书，促进孩子语言能力的发展。奶奶不断地给孩子读书，促使孩子成长为优秀的人才，这样的孩子层出不穷，这种趋势已经显现出来。那么，他们是怎么给孩子读童话书的？怎样读才能对孩子有所帮助呢？

亲自给孩子读书

与给孩子打开表演童话的磁带或录像看相比，奶奶亲自给孩子读故事会取得更好的效果。另外，这样做，孩子与奶奶之间会洋溢着爱，孩子也能感受到浓浓的情意。

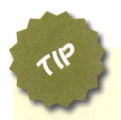

什么样的图画书才是好书?

只看图画也能把握故事的纲要

这类书是指看到图画中一个接一个的场面，能自然把握故事提纲的书。这类书即使是不识字的孩子，也能读得很有兴致。

能让孩子产生亲近感的书

这类书是指用孩子般的想法与情怀，勾勒出孩子世界的书。这样孩子才能去亲近书。

书中的图画或色彩符合故事的内容，并且使用了多种技法的书

那些只是漂亮而可爱的书是没用的。因为按照故事内容的发展，我们是需要黑白画或写实图画的。另外，灵活使用了水彩、油画、素描、抽象拼贴等多种技法的书，能给孩子的眼睛带来愉悦感。

能很好地表现传统文化与情操的书

学习传统文化、培养对传统文化的兴趣。

包含多种主题的书

包含多种主题的书有助于孩子人生的发展，书不要仅局限于一种主题。

停顿着读

给不识字的孩子读书，可以在词与词、句子与句子之间做出停顿，只有这样，孩子才能够集中注意力。如果能够带着感情地给孩子读书，那就更是锦上添花了。

与奶奶喜欢的书相比，读孩子自己选择的书更好

有的奶奶希望孩子能多读几本书，会强制给孩子读那些孩子不喜欢的图画书。但与此相比，给孩子反复读那些他们喜欢的书效果更佳。有的人会想："给孩子读的次数太多了，孩子不会烦吗？"但孩子每次读同一本书时，总会有新的感受，所以不必担心。

按照孩子的进度给孩子读书

孩子还不会跟读，如果奶奶自己一泻千里地快读，那就不好了。跟孩子一边用眼神交流，一边慢慢地读，跟着孩子的进度读书，这样会更好。

让孩子坐在自己膝盖上给孩子读书

因为孩子读着读着，看到书里突然出来的怪物，会感到害怕，所以图画书对孩子来说是陌生的。这时如果孩子能感受到奶奶在抱着自己，孩子就会有一种安全感。

给孩子洗澡的要领

通常情况下，孩子在周岁前是每天都要洗澡的。洗澡有助于除去残留在孩子身上的奶渍和汗渍，促进血液循环与新陈代谢。另外，洗澡还有助于促使孩子进入深度睡眠，有利于孩子感情世界的稳定。

曾经养育过孩子的奶奶能很熟练地给孩子洗澡，让我们再次清理一下其中的注意事项吧。孩子喝奶后30分钟到1小时，开始给孩子洗澡较好。洗澡后，要给孩子擦干身体并给孩子马上穿上衣服，因此，要提前准备好婴儿装、尿布等。每次洗澡10~15分钟较好，但在孩子百日后洗的时间稍长一点也没关系。

开始洗澡时，将婴儿衣的袖子拿下来，像披巾一样覆盖在孩子身上。之后，在给孩子擦肥皂时，脱掉婴儿装就可以了。可以用纱布或口腔绵纸给孩子轻轻擦拭口腔内部，这样可以起到漱口的效果，也能除去口腔里的奶渣，孩子也能感觉到清爽。

然后是擦脸和给孩子洗头，给孩子洗头要温柔地抚摸着洗。这时孩子的头发尚未长好，非常松软，因此，应注意不要使劲揉。将孩子放入水中时，应从远离心脏的双腿开始，将孩子慢慢放入水中。擦上肥皂，将婴儿衣脱向一边，仔细清洗脖子、腋窝以及指缝等部位。

洗完之后，用毛巾给孩子依次擦拭生殖器、腿、胳膊等。特别是肉多的部分会有积水，要重点擦拭每一个角落。然后让孩子躺在放置婴儿衣、尿布的地方即可。

到这里还没有完全结束，还剩下给孩子身体补充水分的工作没做。将婴儿油，从屁股一直擦到胯和腋窝，仔细地涂上之后，再好好地拍打几下。以前经常使用婴儿粉，而现在则更多使用婴儿油。婴儿油可以有效地预防和治疗尿布湿疹、胎热、遗传性过敏症、汗疹等。还可以以1：1的比例将婴儿油与爽肤水进行勾兑，像按摩一样给孩子涂在身上。从腿开始，按腹部、胸、脚、脸的顺序，依次轻轻涂抹，有助于血液循环。最后按尿布、婴儿服等顺序依次给孩子穿好衣服，用棉签给孩子擦拭耳朵和鼻子周围。洗澡到此结束。

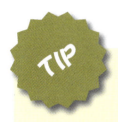

婴儿洗澡后的肚脐护理

一般情况下，婴儿出生两周后脐带会自然脱落，因此，洗澡时要格外注意。仅仅是擦拭肚脐上的水是远远不够的。因为这样可能会滋生细菌。如果严重的话，肚脐甚至会发生炎症，因此，奶奶要格外留心婴儿的肚脐护理。

肚脐护理的方法
1. 将肚脐上的水擦干。
2. 在肚脐上擦消毒药。
3. 等消毒药完全变干。
4. 涂在肚脐上的消毒药完全干后，盖上纱布。

*注意：如果消毒药还没完全干就盖上了纱布，那么即使是消毒了，也会引发炎症。因此，奶奶不仅要仔细擦干孩子身体每个角落的水，而且还需要费心仔细地给孩子涂消毒药并等药完全变干。

137

不让孩子受到伤害的训育方法

孩子难免会调皮、惹麻烦或反复做那些让人发火的事情，令大小们很是生气。当孩子处在烦躁、不满状态中时想让他冷静下来并非易事。这个时候，如果奶奶们因此发火、大喊大叫或揍孩子，那就麻烦了。不让孩子受到伤害，好好哄孩子是一门重要的育儿技术。

先跟孩子搞好关系

在想要教孩子什么东西之前，可以先拿出时间来跟孩子玩耍。在教诲孩子之前，可以先跟孩子打开心窗聊一聊。

对孩子表达爱

用肯定的话语跟孩子谈话，并表现出明快的表情，积极地听孩子说话，孩子自然会感到自己的重要性。这时候可以多多地抚摸、拥抱孩子。

不要奢望孩子是完美的

我们自己本身就不是完美的，期望孩子处处完美是不可能的。如果总是按自己的意愿去培养孩子，在他耳边总不停地唠叨，这样孩子自然很快就会厌倦。与一开始就制订伟大的目标相比，还不如从制订那些只要稍微努力就能达到的目标开始做起，如果达到了目标，就去表扬孩子吧。

寻找孩子的优点，把目光集中在孩子的优点上

无论是谁都有自己优秀的一面。不要一味指责孩子的错误，请帮助孩子找到自己擅长的领域。不要只是在学习的时候才去表扬孩子，当孩子运动的时候或做出善意的举动时，也要对孩子表现出认可的态度。

实践"80-20"规则

与指责孩子20%的错误举动相比，夸奖孩子80%的好行为效果更佳。

寻求表扬与处罚的平衡

要责骂孩子1次，可以在这之前表扬孩子5次。经常受到责骂的孩子未必能很好地认识到错误，反而会由此产生敌对心理。但如果对孩子的善意行为进行了表扬，那么孩子的内心也会更容易接受批评。

不要拿孩子与别人进行比较

拿孩子的不足之处与别的孩子作比较，会使得孩子垂头丧气，甚至会使孩子丧失自信心。不是所有的人都是一样的，与其拿自己的孩子与别人相比，还不如鼓励孩子尽自己最大努力做好。

帮助孩子自己做出正确的决定

当孩子遇到自己无法解决的问题时，看到孩子受煎熬，家长想马上替他解决问题。这样孩子立即就会得到满足。但如果孩子这样反复不断地接受家长的帮助，那孩子就很容易形成依赖别人的性格。因此，我们必须培养孩子自己解决难题的能力。为达到这一目标，我们可以教孩子做多种思考并事先考虑结果的做事方法。

与指责孩子的错误相比，教育孩子不再犯同样的错误效果会更好

我们要学会区别"指责"与"指点"。当孩子犯错误时，便一味地指责

孩子，这样的家长是不合格的。人人都会犯错，通过对孩子的指点教育，孩子反而会从错误中学到很多东西。

帮助孩子自己传达肯定的信息

为了孩子情绪的稳定，孩子需要从他人那里获得认可与爱，但孩子的自我满足也是必要的。当孩子犯错时，教孩子说"我做到了"，"我能做到"，可以试着教给孩子这样的自我表扬方法。这样做可以使孩子的自尊心一下子得到极大的提高。

奶奶的养育态度决定孩子的性格

　　人们经常苦恼于怎么养育孩子才能使孩子健康、聪明，为了使孩子健康、聪明我们到底应该做些什么？年轻的父母们将大量的钱花在给孩子买昂贵的玩具、好衣服、好吃的上面，她们认为这是最好的办法。当然这些也是有必要的。但真的就是在养育孩子上花大量的钱，孩子就能心理健康地成长，我们就能安心了吗？孩子的感情世界是花多少钱也无法改变的。安定的内心世界是由"稳定型眷恋"产生的，这是无法用金钱计算的，是孩子所必需的。

　　"眷恋"随着奶奶养育态度的不同而有所差异。"眷恋"是孩子在婴儿期表现出的最重要的社会性发展状态，是孩子与主养育者（奶奶）之间建立起来的亲密感情纽带。这一时期形成的眷恋感将会对孩子长大后的学习、认知、社会发展等方面产生重大影响。形成了"稳定型眷恋"的孩子能够形成积极的性格，拥有自信、健康的好奇心以及稳定的心理。眷恋可以分为4大类，让我们看一下自家孩子是属于哪种类型的。

稳定眷恋型

　　这种类型的孩子在与奶奶玩耍时能与奶奶保持密切的关系，但也能轻松地离开奶奶。与奶奶分开时，这类孩子能够自己找到内心的安慰，能够自己好好地待着，而当奶奶回来时，他们会高兴地迎接奶奶，会变得非常开心。

回避眷恋型

"回避眷恋型"也称"不稳定眷恋型"。这类孩子的表现是不会对奶奶有什么特别的反应，即使奶奶不在眼前，他们也不会哭，不会去找奶奶。奶奶回来后，他们会无视并且回避奶奶。

抵抗眷恋型

这类孩子是缠着奶奶，不关心其他事物的典型。如果看不到奶奶，他们会表现得非常不安并哭闹。即使奶奶回来了，这类孩子也不会近前去，并且会一直哭；即使是抱着，他们也不会感到稳定，耍赖般地哭闹。

混乱眷恋型

混乱眷恋型是不稳定性眷恋中最严重的一类。这类孩子即使是看到奶奶也不会笑或近前去；即使是奶奶抱着，也只是眼睛看着远方，表情僵硬；有时候奶奶抱着，他们还会强烈地反抗。

那么，奶奶要为将孩子培养成稳定眷恋型孩子而努力了。怎样才能使孩子成为稳定眷恋型的呢？首先要用温暖的双手抚摸孩子，经常对孩子表现出自己的爱。这时如果能再加上一些身体上的接触，那就更是锦上添花了。如揉揉孩子的脸蛋，摸摸孩子的头，抱一抱，拉一拉手等，这会让孩子感到很安全，并且有被爱的感觉。另外，要对孩子的哭闹耍赖做出迅速而敏感的反应。如果孩子对奶奶哭闹，要什么东西，这时请不要犹豫，马上给孩子想要的东西，如给孩子奶或水，抱抱孩子，逗孩子玩，及时给孩子换尿布等。这样一来孩子便会信任奶奶。相反，如果奶奶因为劳累而忽视孩子的哭泣，孩子也会对奶奶产生一种不信任感。

积极向上而温暖的话语也有助于孩子形成稳定眷恋型性格。如果奶奶们以为孩子太小，听不懂，那就错了。不管多小的声音，孩子都能听到，并能感受到自己是一个什么样的存在。因此，要经常对孩子说一些充满力量的话，表扬的话以及充满爱的话。

值得注意的是，在培养孩子稳定眷恋型性格时最重要的是"连贯性育儿"。奶奶也是人，奶奶心情好的时候，会对孩子很好，也能对孩子的行为做出积极反应；但当奶奶心情不好或很累的时候，奶奶们会无视孩子的反应，在孩子面前表现出了双重面目。如果是这样，那么之前的努力将会付诸东流。当然，要做到这一点并非易事，但只有在孩子面前表现得始终如一，孩子才能内心安定，才能与奶奶建立起亲密的关系。

用音乐使孩子安静下来

音乐可以培养孩子优雅、安静的情操。与奶奶的互动经验对新生儿来讲是非常重要的。婴儿对奶奶的语言、肢体动作以及表情作出反应，并由此学习接触外部世界的方法。此时，对婴儿情绪而言，音乐则是绝好的安定剂。那么，奶奶应该用什么方法给小孩听音乐呢？

与给孩子放唱片或磁带相比，奶奶亲自给孩子唱歌更有效。如果奶奶感到唱歌很难为情，那么就模仿各种动物的叫声吧，这对孩子也是一种很好的刺激。给孩子听音乐时，奶奶最好能与孙子一起听。

有很多奶奶为选什么曲子而苦恼。那么请记住，奶奶听着好听的曲子，孩子听着也好听。一般情况下，奶奶们偏好古典音乐，其中以能给人以温馨的感觉、旋律简单、重复的曲子为好。优美的旋律会刺激小孩的右脑，促使孩子形成柔和的性格，稳定孩子情绪，有利于直观力和感性的培养。给孩子听胎教时听的音乐也很好。孩子听到在妈妈肚子里时曾经听过的声音，会感到很舒服。

0~12个月

给小孩听平静而明快的音乐，有利于孩子内心的安静。给出生3个月以内的孩子听含有钢琴旋律的古典音乐较好。古典音乐在收音机里也会经常播出，可以参考。出生4个月以后可以给孩子听童谣。因为给孩子一直听古典音乐，一下子听有歌词的童谣，孩子会感到好奇并且能集中注意力。但是请注意选择听上去不散漫且旋律单纯的童谣。

13~24个月

给孩子听那些能用乐器简单演奏、合着拍子击掌的C长调曲子比较好。因为那些能表现身体或物体动作等的曲子能引起孩子的好奇心，有利于培养孩子的表现力。既有节奏感，又使用多种乐器演奏的古典音乐，有助于孩子乐感的发展。

25~36个月

这一时期的孩子情感世界迅速发展，感情起伏可能会较大，因此，这时给孩子听那些从感情上能给他安定感的明快而宁静的音乐比较好。童谣以那些能配合简单的节奏摆动身体的乐曲较好。那些歌词反复的歌曲有利于孩子语言能力的发展。

传统育儿观念的对与错

老人们很容易受一些传统育儿观念的影响，按传统说法养育孩子。可这些传统的观念是否都是正确的呢？下面我们就来看一看吧。

新生儿一定要包严实？

正确！新生儿刚从妈妈那舒服而温暖的子宫来到世界没多久，他们对外面的一切都感到陌生。因此，如果他们突然张开双臂，可能会受惊。孩子受惊后，可能会用指甲抓到自己的脸，因此应该把孩子包严实。

给小孩喂食冷冻的初乳效果也一样？

错误！产妇在分娩后三四天才会有初乳，所以新鲜的初乳正适合新生儿食用。新生儿很容易生病，而初乳却有利于增强婴儿的免疫力，因此，应及时给孩子喂食初乳。如果孩子当时不吃，有的奶奶将初乳放在冷冻室冷藏一两个月后加热了给孩子喝，但我们应该注意这样做会破坏只有初乳本身才具有的营养。

周岁前小孩洗澡不需要涂肥皂？

错误！孩子免疫力差、汗多并且又经常沾上奶渍，因此，仅用水给孩子洗澡是无效的。提倡用新生儿专用的低刺激浴液或肥皂给孩子洗澡。现在很多医院或产后调理院以及新生儿室也在使用这些给孩子洗澡。

要使孩子的头型更漂亮，就要经常活动孩子的头部？

错误！很多人都知道孩子的头一直侧向一旁不好。让孩子睡觉轮流替换头的两侧，有利于血液循环，也可以避免头部走样。但头型大部分是由遗传决定的，随着时间的推移，孩子的头型很可能会重新恢复到原来的样子。

给出痱子或胎热的孩子搽粉有效？

错误！因为婴儿粉进入孩子体内时并不能被很好地吸收，所以这样做并无益处。不仅如此，婴儿粉还会阻塞汗孔，也没有使皮肤稳定的效果。因此，近来人们都使用乳霜类型的尿布，不仅有利于缓解痱子或胎热症状，还有助于治疗尿布疱疹等。

如果给那些头发稀疏的孩子刮胎发，头发会更加浓密？

错误！头发的疏密是由发根的数量决定的。如果父母小时候头发较稀疏，那么孩子头发稀疏的可能性会比较大。给孩子刮胎毛，新长出来的头发会比以前更短，更厚，这样只是头发看上去比以前浓密了，让人们产生错觉。

卧着睡觉心脏会更强壮？

很多人以"心脏会更强"，"肠道会更好"，"少受惊吓"等各种理由让孩子卧着睡觉。但这种主张是缺少根据的，并且对孩子也不好。特别是不到6个月的孩子属于"婴儿突发死亡症候群"，很危险，应该引起注意。如果不是经常呕吐，那么应提倡让孩子平躺着睡觉。

孩子骨头软，抚摸可以重新塑型？

很多奶奶想让孩子的鼻子更高或长成双眼皮，特意经常抚摸小孩的脸。但揉孩子的脸，有可能揉着揉着就使体内的骨头错位。特别是捏孩子鼻子，对成长期的孩子来说是非常危险的事情。

要给女婴挤压乳房？

为使女婴成人后乳房能很好地发育，很多奶奶会给女婴挤压乳房。但这个过程中会受到细菌感染，产生炎症，因此应该注意。即使是以后能够治愈炎症，但以后乳头或乳腺会留下伤疤，给乳头带来损伤，应该注意这一点。

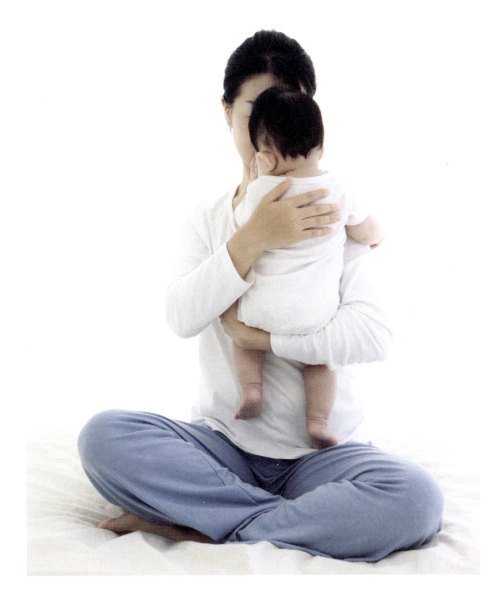

大家一起做

按孩子的月龄制作婴儿断奶餐

4~6个月 甜南瓜米饮

材料：泡米 10g，甜南瓜 5g，生水 150mL

制作方法：

1. 先将甜南瓜去皮。

2. 将去皮的甜南瓜蒸熟并捣碎。

3. 将泡米放入粉碎机打碎。

4. 将泡米放入锅内，用文火轻轻翻炒，将捣好的甜南瓜和生水一起倒入锅内，一边搅拌一边煮，使其不粘锅，煮熟后即可食用。

甜南瓜的功效：

甜南瓜含有丰富的纤维和水分，具有预防便秘的功效。

6~9个月 牛肉蔬菜断奶餐

材料：泡米 10g，牛肉馅 5g，青菜少量，胡萝卜少量，生水 150mL

制作方法：

1. 先将牛肉馅放入凉水，去掉血水。

2. 将青菜择好、洗净，并切成小块。

3. 将去掉血水的牛肉馅放入沸水中轻轻煮熟后将其与泡米混合。

4. 将牛肉馅与泡米放入锅中，用文火翻炒，然后将切好的青菜和生水一起倒入锅中，一边搅拌一边煮，使其不粘锅，煮熟后即可食用。

牛肉的功效：

牛肉中含有脂肪酸、钙、磷、铁等物质，有助于肌肉和骨骼发育。先天性过敏的孩子也可食用。

青菜的功效：

青菜中富含维生素A、维生素C以及钙和钾。

胡萝卜的功效：

能很好地提高视力，预防夜盲症，并有缓解便秘的功效。

9~12个月 鳕鱼菠菜断奶餐

材料： 泡米30g，鳕鱼7g，菠菜7g，胡萝卜5g，洋葱3g，香油少许

制作方法：

1. 鳕鱼去刺，轻轻焯一下，然后切成小块。

2. 将菠菜在开水中轻轻焯一下，与胡萝卜、洋葱一起切成小块。

3. 将泡米放入锅中，倒入香油，用文火轻轻翻炒，然后将鱼块、各种蔬菜和生水倒进锅中，一边搅拌一边煮，使其不粘锅，煮熟后即可食用。

菠菜的功效：

富含维生素A、维生素B、维生素C与铁、磷、镁、钙以及铁质。

鳕鱼的功效：

富含蛋白质和氨基酸。鳕鱼味道清淡且没有腥味，孩子们很喜欢。

12个月以后 鸡肉丸子

材料： 鸡肉40g，卷心菜30g，面粉少许

制作方法：

1. 将鸡肉和卷心菜切碎。

2. 将面粉撒在鸡肉和卷心菜里，进行搅拌，如果干硬，可放入少许水。不再单独放入胡椒或盐。

3. 将和好的面薄薄地摊在热锅上烘烤，熟后即可食用。

Tip：

在这一阶段，请试着给孩子喂少量大人的饭菜，但最好不要给孩子喂食具有刺激性的作料、沙司等。

按摩既是使宝宝感受爱的媒介，又是通过身体接触促进宝宝脑内啡分泌的最好的方式。

第 4 章

奶奶也能做得很好的
宝宝按摩

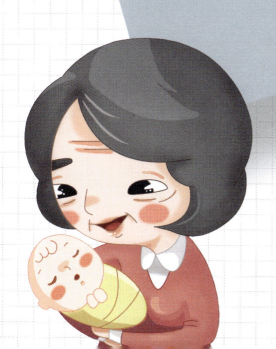

奶奶的手是治病的手

我是7个月大的芝湖的妈妈。不知道是不是我家芝湖特别敏感的原因，她总是白天和黑夜颠倒，晚上不好好睡觉，而且哭闹得特别厉害，搞得做妈妈的我非常疲倦。第一次当妈妈，每次遇到宝宝哭闹的情况我都会不知所措，睁大着眼睛熬过一整夜的日子太多太多。后来我产假结束，把宝宝托付给婆婆抚养，神奇的是芝湖渐渐地开始变得安静了。

那天我也像平时一样下班后去看宝宝。可是看到了婆婆正在把芝湖平躺着放在床上做着什么。仔细一看，原来是婆婆正在用温柔的手给宝宝做按摩呢。婆婆哼唱着歌曲轻轻地按顺时针方向抚摩着宝宝的肚子，芝湖甚至还放屁了呢，看上去很舒服的样子。我一边看着一边想，我家芝湖之前有一点便秘，是不是托按摩的福，宝宝的便秘也变好了呢？在我面前哭闹得几乎使邻居想把我们赶走的芝湖，在奶奶的精心呵护下已经幸福地睡着了。

看着安然入眠的芝湖，我想起了自己小的时候。晚饭吃得饱饱的我突然肚子疼的时候，总是躺在奶奶的膝盖旁享受着奶奶的按摩。奶奶一边让我躺好，一边说着"奶奶的手是治病的手呦"，然后用她温暖的手抚摸着我的肚子好一会儿。肚子慢慢地感受到了奶奶双手的温热，我不知不觉地就睡着了，疼痛的肚子不知什么时候已经变好呢。

奶奶那满含着真诚的精心与爱心随着岁月的流逝也渐渐地被我忘却了。只热衷于查找网络上最新育儿信息的我，对于过去一直无法解答宝宝为什么不睡觉总是哭的日子很是后悔。

问了婆婆才知道，原来她早上也坚持给宝宝做10分钟的腿部拉伸按摩。婆婆还说这样可以让一整晚没有活动的宝宝全身血流通畅，可以使宝宝心情舒畅地醒过来。还有洗完澡和换尿布的时候也会给宝宝做腿部按摩。按摩和游戏一起进行，对着会说话的宝宝唱着歌，这样不但宝宝不会烦躁，自己也会很有乐趣。看到这画面的我嘴角也会不知不觉地露出微笑。

　　怪不得最近似乎宝宝每次吃完消化都很好，个子也蹭蹭地长呢。不仅如此，血液循环也变得很好，睡觉时哭闹的现象明显少了。看来奶奶的手真的是治病的手啊。只能说真的很感谢婆婆呢。

何谓宝宝按摩

宝宝按摩的由来

　　宝宝按摩是世界著名的法国医生弗雷德里克·勒巴伊艾在印度之行中发现的。弗雷德里克博士在一个叫做"皮尔卡纳"的城市里偶然见到了名叫"桑德拉"的妇女在给宝宝们做按摩。在印度，妈妈们无法提供给宝宝必需的疫苗、营养品和食物，只有按摩是妈妈能够给予宝宝们最伟大的礼物了。弗雷德里克博士从妇女那里学到了历史传承悠久、具有印度风格的一种幼儿按摩法。旅行归来后的博士将和平的分娩方法和印度式婴儿按摩法一起，在全世界范围内广泛地传播开来。

　　按摩既是使宝宝感受爱的媒介，又是通过身体接触促进宝宝脑内啡分泌的最好的方法。按摩不仅刺激生长板促进了宝宝身体的生长，而且还能够稳定宝宝的情绪，实在是一举两得。

　　在情感上，按摩使奶奶和宝宝之间建立了亲密的关系。奶奶在用温暖的手给宝宝按摩的同时与宝宝进行目光的交流，宝宝更加顺从奶奶，奶奶对宝宝的疼爱也会更加深厚。彼此在交流情感的同时，也自然而然地积累了相互之间的信任。这时宝宝也获得了情绪上的安定感。

　　在身体上，按摩帮助放松宝宝紧绷的肌肉，消除紧张，宝宝自然会变得安静。而且按摩宝宝身体的各个部位，有助于排泄宝宝体内的废弃物，宝宝的免疫机能也会变得更好。给宝宝舒展舒展腿或者抚摸抚摸胳膊，对宝宝的成长也很有帮助，消化器官也会变得更健康。不仅如此，给宝宝做面部按摩有助于增加皮肤的弹性，使宝宝形成漂亮的脸型。与之前相比，宝宝的动作也会更加灵活柔软，宝宝会变得更加敏捷。并且接受按摩的宝宝可以更快入睡，这是由于按摩可以刺激大脑产生褪黑素，从而促使宝宝安然入眠。

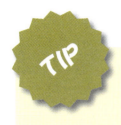

按摩时的注意事项

每次按摩开始前要将双手清洗干净。

按摩在宝宝餐后30分钟至1小时进行为宜。

避免室内通风。

不要佩戴戒指、手链等饰品。

按摩在宝宝接种疫苗48小时后进行为宜。

（由于有可能引发炎症，如果在需要的情况下，应该避开注射部位进行）

保持温暖的室内温度。

尽量避免室内干燥。

宝宝发热的情况下不要进行按摩。

按摩时要与宝宝有眼神上的交流，这样可以让宝宝感受到奶奶的耐心与爱意。

应该什么时候给宝宝按摩呢

是不是在宝宝心情舒畅的情况下给他做按摩比较好呢？答案是，不是这样的。虽然很多书或者影像资料中主张按摩要在宝宝情绪不错的情况下进行，但是事实并非如此。因为宝宝心情好的时候通常都是难以接受按摩的状态。宝宝们一会儿玩玩这个，一会儿摸摸那个，一会儿翻过身来爬到这里那里到处看看，一会儿又把玩具咬在嘴里，忙得不亦乐乎。对处于成长期的宝宝说"按摩对身体有好处，乖乖地躺好，奶奶会给宝宝按摩得很舒服。"宝宝就会老老实实地待在那里吗？在这种情况下，按摩对于宝宝而言反而会成为不愉快的事情。

那么到底在什么时间给宝宝按摩好呢？宝宝们最喜欢也最能接受的按摩时间是在睡觉前后。宝宝入眠前和刚刚醒来处于似醒非醒的状态下，这个时机可不要错过。在阳光明媚的清晨，抓住宝宝刚刚醒来的时机，轻柔地给宝宝的腿部和臀部等部位按摩吧。这样宝宝就可以心情舒畅地开始新的一天。再如晚上沐浴后，在宝宝全身绵软的时候按摩也好。这时候如果播放一些宝宝喜欢的柔和音乐，再加入一点芬芳的精油按摩的话，就是锦上添花了。这样还对安定宝宝的情绪有很大的帮助。

特别对于每天早晨哭闹得特别厉害或者容易情绪烦躁的宝宝来说，按摩是十分必要的。因为工作繁忙而没有给宝宝按摩的时间吗？不如减少看电视的时间，多投入到给宝宝做按摩上怎么样？按摩时注视着宝宝的双眼，和宝宝进行情感的交流，轻轻揉捏宝宝身体的各个部位，你就可以发现宝宝脸上浮现出幸福的微笑。

奶奶们也会担心按摩会对宝宝敏感的皮肤产生刺激。这时候使用按摩油就能解决问题。由于宝宝有可能会误食按摩专用油，所有使用食用油是比较好的选择。在家庭中常用的橄榄油、葡萄子油等可以吃的油都可以。但是由于我们经常使用的食用油中除了含有油的成分外，也含有一些对宝宝有危害的化学成分，所以选择专为按摩设计的标有等级的润肤油是最为安全的。市面上出售的润肤油有杏仁油、荷荷巴油、椰果油、橄榄油、绣线菊子油（池花子油）、茶花油、莲花油、葡萄子油、向日葵油等。

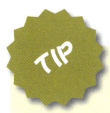

按摩用油的特征

容易被皮肤吸收并帮助打开毛孔。

滋润皮肤表层和深层，使皮肤充满弹性。

涂抹在缺少水分的皮肤时有去角质的效果。

荷荷巴油与人皮肤分泌的油脂最为相似，是最容易吸收的按摩用油。

为了轻薄的触感，我们也会使用日常的润肤品或香皂。

椰果油由于温度的原因会产生凝固的状况，温度变暖后就会重新融化。

按摩 & 瑜伽技巧

有助于快速
成长的腿部
按摩

腿部

从2~3分钟到3~4分钟，渐进地增加按摩的时间。有利于促进血液循环，通过刺激成长板，促进骨骼的发育，有利于预防成长病和缓解疼痛。

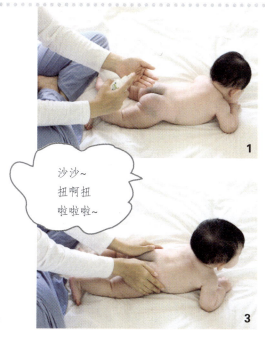

沙沙~
扭啊扭
啦啦啦~

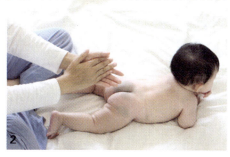

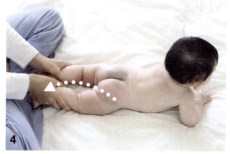

方法　1　涂抹足量的润肤油于掌心。

2　相互揉搓至双手温热为止。

3　用涂抹好润肤油的双手从宝宝的臀部开始向下按摩至脚趾。

4　反复几次。

效果　减轻宝宝的生长痛感并消除焦虑感。

持续给予宝宝安全感。

脚掌按摩

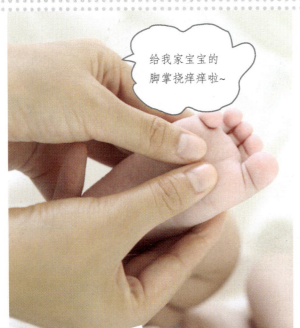

给我家宝宝的脚掌挠痒痒啦~

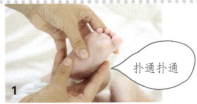

扑通扑通

扔小石头啦~

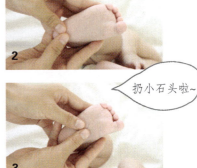

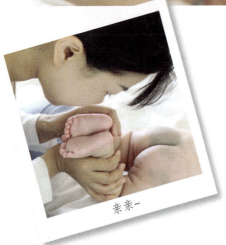

亲亲~

方法 1 用两拇指从宝宝的脚后跟轻推向脚趾方向。

2 按摩整个脚掌。

3 轻轻地按压宝宝的脚掌 2~3 秒，反复几次。

效果 刺激包括性器官在内的脏器，使女宝宝的子宫和男宝宝的前列腺变得更健康。

脚趾按摩

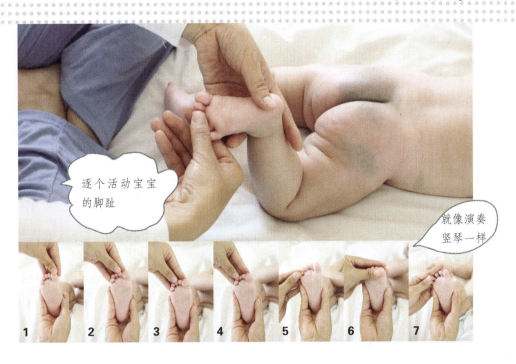

方法   1~5   奶奶用拇指和食指小心翼翼地逐个抚摸宝宝的十个脚趾。

       6   从大脚趾开始或从小脚趾开始。

       7   像弹竖琴一样温柔地展开。

效果   刺激宝宝生长激素，帮助开发大脑。

      有助于刺激宝宝的视力和听力。

有助于血液循环的上推式按摩

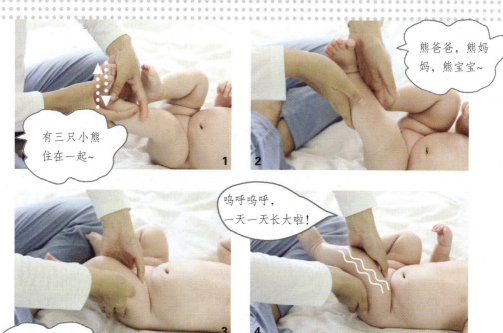

方法 1 奶奶用两个拇指从宝宝的脚背交替推向脚腕方向，反复几次。

2 奶奶用两个手掌握住宝宝的腿，交替从脚腕按摩至臀部。

3 用双手轻拍宝宝的大腿内侧至脚腕。

4 反复几次。

效果 向宝宝的心脏供给新鲜的氧气。

消除宝宝紧张感的同时促进血液循环。

有助于增强
消化功能和
缓解便秘的
腹部按摩

腹部

有助于提升消化功能，消除腹部胀气的症状。预防便秘和腹
泻，带来舒适的睡眠。

消除紧张感的小肠按摩

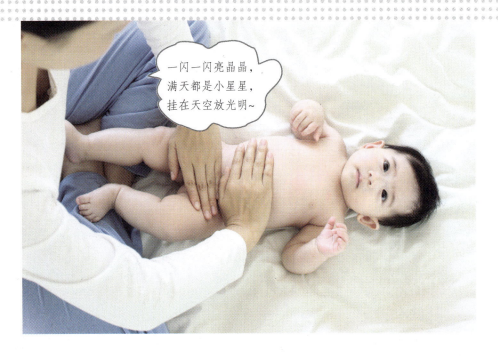

一闪一闪亮晶晶，满天都是小星星，挂在天空放光明~

方法 用两只手掌按摩宝宝肋骨以下至生殖器以上的部位，反复几次。

效果 有助于小肠健康。

消除紧张感。

大肠按摩

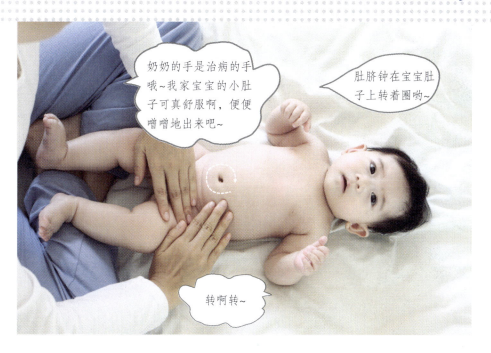

方法 用右手在宝宝的肚脐周围像画圆一样轻轻抚摩。

效果 强化宝宝的肠功能，有助于宝宝排出堆积于大肠中的废物。

我爱你 (I Love You) 式按摩

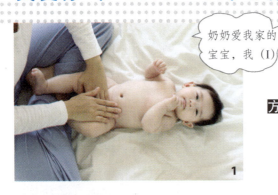

奶奶爱我家的宝宝，我（I）

方法 1 在宝宝的肚脐和左边肋骨之间由上往下画一个英文字母"I"。

2 从肋骨下面开始，画一个倒写的"L"。

3 从宝宝肚子右边开始，画一个倒写的"U"。

效果 刺激宝宝的下行结肠和横结肠，有助于大肠的循环。

注意 应避免给新生儿做 I Love You 按摩。这是因为细菌会从肚脐进入宝宝体内，引起宝宝肚脐周围发红。而且，脐痂没有完全脱落的情况下也可能产生伤口。所以最好在宝宝脐痂脱落 1~2 个月后做这种按摩。

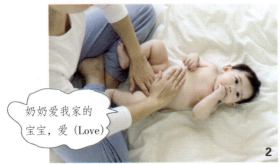

奶奶爱我家的宝宝，爱（Love）

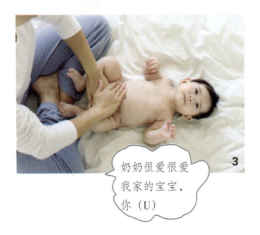

奶奶很爱很爱我家的宝宝，你（U）

有助于呼吸
器官健康和
预防感冒的
胸部按摩

胸部

有助于通过刺激胸部，强化呼吸系统，预防感冒。提高免疫力，感冒的时候能帮助恢复支气管和肺的功能。

心形按摩

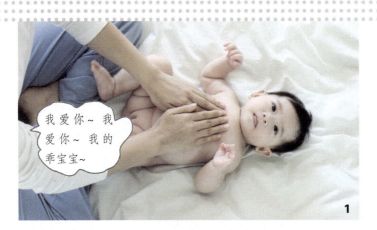

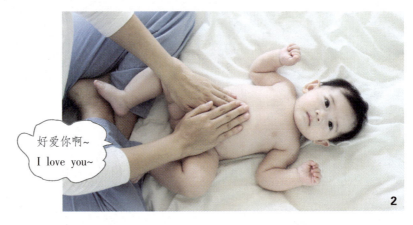

方法　1　从宝宝两个乳头的中心部分开始向两边画一颗大大的心。

　　　　2　反复几次。

效果　有助于宝宝呼吸器官的循环顺畅。

蝴蝶式按摩

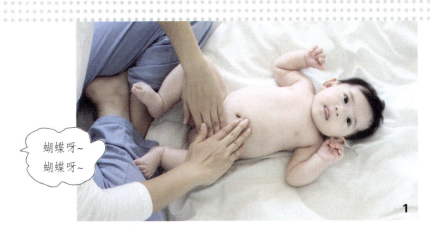

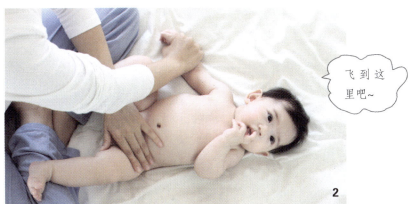

方法　1　根据蝴蝶的形状按照肋骨→胸部中心→肩膀→手指尖的顺序给宝宝按摩。

　　　2　反复几次。

效果　帮助内火旺的宝宝降火。

　　　有助于肺的健康。

肠按摩

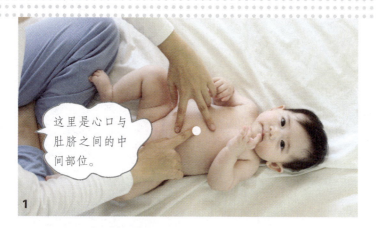

这里是心口与肚脐之间的中间部位。

1

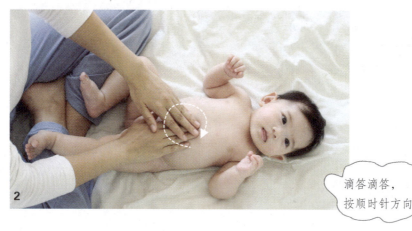

2

滴答滴答，按顺时针方向。

方法 1 找到心口与肚脐之间的中间部位。

　　　 2 轻柔地按顺时针方向做腹部按摩，反复几次。

效果 缓解由胀气引起的腹痛。有治疗宝宝打嗝的效果。

注意 宝宝吃奶后没过多久就接受按摩的话会引起宝宝吐奶，

　　　 所以按摩在宝宝饭后30分钟至1小时进行为宜。

有助于小肌
肉发达和提
高注意力的
手臂按摩

手臂

　　可以使小肌肉均衡发育，增强五脏六腑的协调能力和身体的相
互调节能力。

消除紧张感

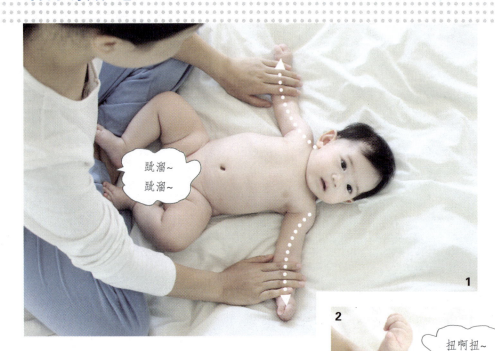

方法 1　用涂抹过润肤油的双手轻轻从宝宝的肩膀抚摩至手指尖，反复几次。

2　双手并拢相对握住宝宝的手臂，像拧麻花一样轻轻地转动双手，抚揉宝宝的肩膀至手腕。

效果 消除紧张感的同时有助于刺激生长板。

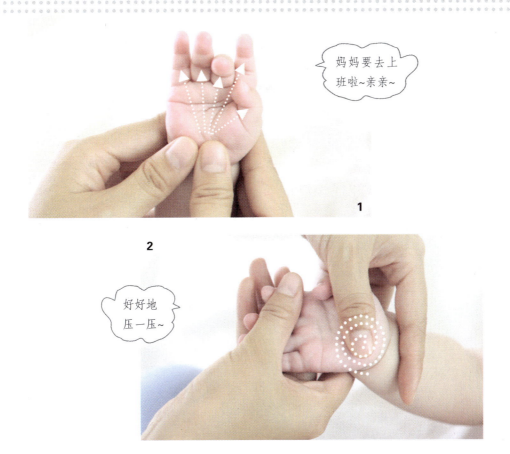

方法　1　由手腕至手指方向，用两个拇指轻轻推搋抚摩宝宝的整个手掌。

　　　　2　轻轻地按压宝宝的手掌2~3秒，反复几次。

效果　刺激包括性器官在内的脏器官，有助于血液循环。

　　　　有助于肺的健康。

175

抚摸五脏式按摩

妈妈的手指会化妆，胭脂水粉~

爸爸的手指能干活，咚当咚当~

哥哥的手指跆拳道，哼哈哼哈~

姐姐的手指弹钢琴，哆来咪发嗦啦西~

宝宝的手指~

方法　1~5　从宝宝的大拇指开始，仔仔细细地揉摸至小拇指。

效果　大拇指：脾脏的按摩。
　　　　食指：肝脏的按摩。
　　　　中指：心脏的按摩。
　　　　无名指：肺部的按摩。
　　　　小拇指：心脏的按摩。

注意　扭转按摩宝宝的手指有可能使手指骨受伤，这是由于宝宝的骨头还处于未发育成熟阶段。

小贴士　五脏按摩适用于12岁以下的孩子，成人五脏的按摩位置与上述不同。

上推式按摩

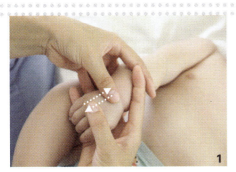 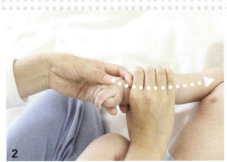

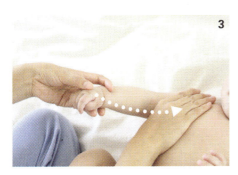 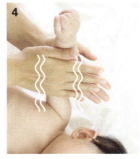

方法　1　奶奶用两个拇指由宝宝的手背交替推向手腕方向，反复几次。

2~3　由手腕开始至肩膀结束，以同样的方式按摩宝宝的手臂。

4　奶奶用双手轻轻拍打宝宝的上臂至手腕。

效果　向心脏供给新鲜的氧气。

消除紧张感。

有助于血液循环。

有助于形成正
确姿势和五脏
六腑健康的背
部按摩

背部

通过刺激五脏六腑，可以使其形成正确的姿势。

揉搓式按摩

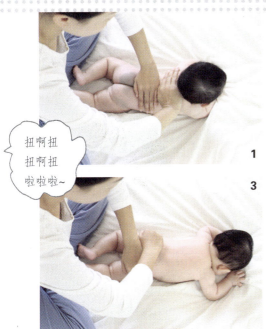

扭啊扭
扭啊扭
啦啦啦~

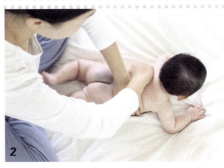

1　2

3　4

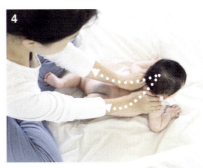

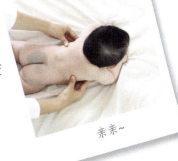

亲亲~

方法　1~3　用手掌和手指由宝宝的肩膀至臀部横向交叉双手轻轻揉搓，反复几次。

4　按照肩膀→肩胛骨→肋骨的顺序轻柔地按摩。

效果　帮助保持正确的姿势。

有助于血液循环的顺畅。

臀部按摩

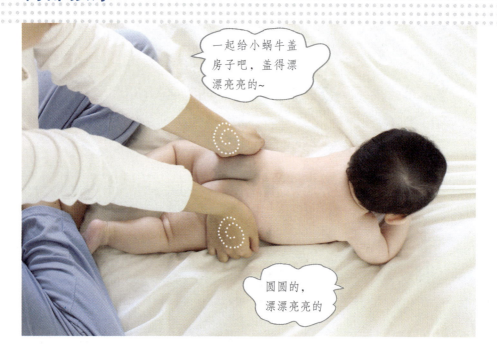

方法　像画圆一样轻轻地按摩宝宝的臀部。

效果　预防宝宝的生长痛，帮助舒缓臀部肌肉。

背部整体按摩

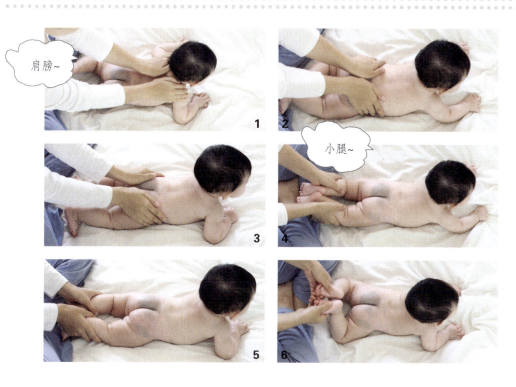

方法 1~6　奶奶用双手按照肩膀→腰→臀部→小腿→脚腕→脚趾的顺序轻柔地按摩。

效果 缓解紧张感，有助于提高宝宝的睡眠质量。

小贴士 背部整体按摩每天只做一次就会很好。睡眠中会醒5次的宝宝能逐渐减少至3次，醒3次的宝宝会逐渐变得一觉睡到天亮。

画曲线式按摩

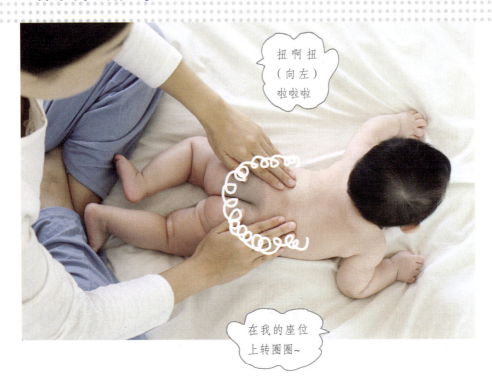

方法 像画曲线一样在宝贝的背部画一个"U"的形状。

效果 刺激宝宝的脊柱，有助于血液循环。

帮助宝宝顺畅地排出体内废物，提高免疫力。

帮助宝宝塑造
漂亮脸蛋的脸
部按摩

脸部

有助于解热，消除鼻窦炎和鼻炎。
通过牙龈按摩，塑造V字脸形。

解热按摩

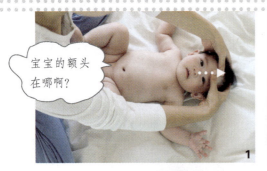

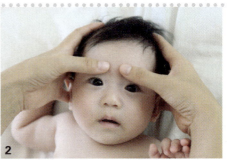

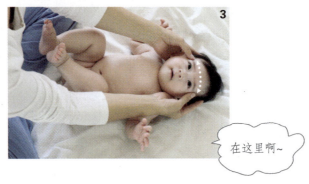

方法 1　用两只大拇指由宝宝的眉头开始向额头上方头发处画直线，轻轻地按摩，反复几次。

2~3　用两只大拇指由宝宝的眉头开始向两侧眉尾处轻轻地推揉。

效果 有助于降低宝宝体热，提高宝宝视力。

高鼻梁按摩

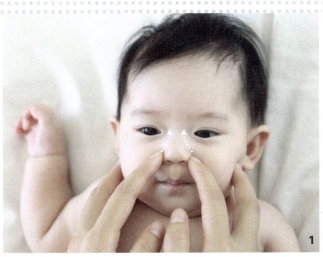

方法 1~2 从宝宝两侧鼻翼开始至鼻梁根处轻柔地画直线按摩。

效果 有效防治鼻窦炎和鼻炎。还有助于排出体内废物。

注意 千万不要用力按压，过于强烈的刺激反而会引起鼻窦炎或鼻炎。

变得高高的吧~呀~

185

缓解肌肉按摩

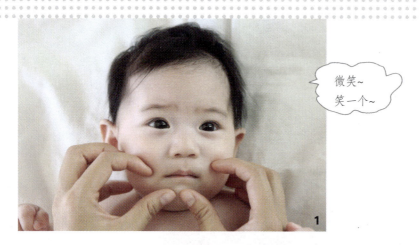

微笑~
笑一个~

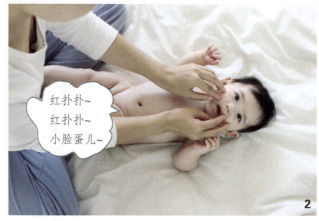

红扑扑~
红扑扑~
小脸蛋儿~

方法 1 用拇指轻轻地按摩宝宝嘴唇周围的部位。

2 用5个手指轻拍宝宝的脸颊部位。

效果 刺激脸部肌肉，消除紧张感。

对牙床也有一定的按摩效果。

有益于五脏六腑的耳朵按摩

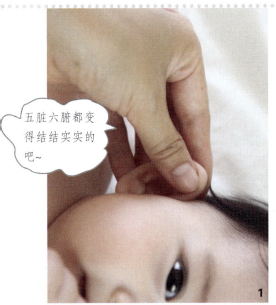

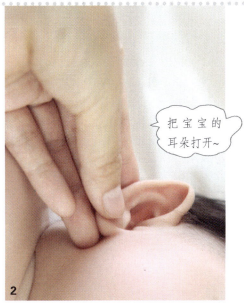

方法 1~2 像画曲线一样按摩宝宝的耳根至耳垂儿。

效果 使压迫在妈妈肚子里10个月的宝宝感觉到整个耳朵的舒畅。

使宝宝的五脏六腑变得更健康，还有促进血液循环的效果。

有助于身体放
松的宝宝基本
瑜伽

基本瑜伽

小孩子怎么能做瑜伽？一定会有非常好奇的奶奶。
但是瑜伽最好是在满1岁之前的婴儿时期开始做。

呼吸式瑜伽&脸部瑜伽

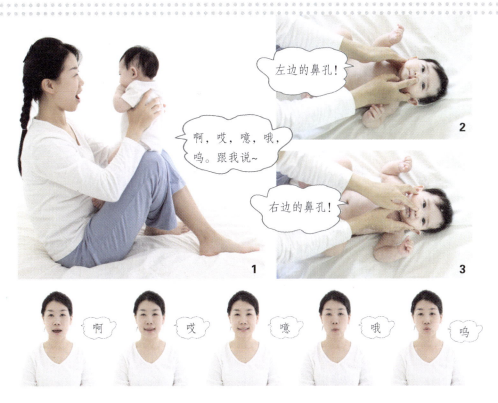

方法　1　确定宝宝的呼吸是否均匀。

　　　　2　将宝宝一边的鼻孔挡住，教给宝宝用嘴呼吸的方法。

　　　　3　进行顺利的话换另一侧练习。

效果　用鼻子吸入清新的空气，大脑也变得清爽有活力。

　　　　帮助给肺部源源不断地提供新鲜的氧气。

小贴士　让宝宝看着奶奶的嘴形，使宝宝能够跟着奶奶读"啊，哎，噎，
　　　　哦，呜"。

189

扩胸式瑜伽&打开肩膀式瑜伽

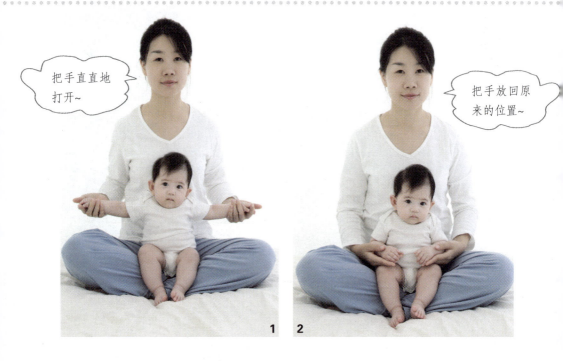

把手直直地打开~

把手放回原来的位置~

方法 1　将宝宝的双手向两边打开形成一个"大"字。

2~3　将宝宝的双手收拢到原来的位置。使宝宝的双肩能够打开再反复做上述的动作。

效果 消除肩膀肌肉的紧张感，强化呼吸器官的功能。

捕鱼式瑜伽

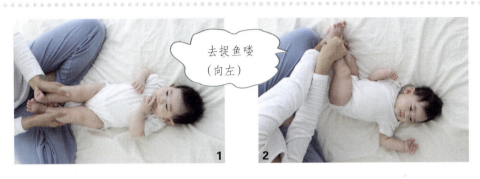

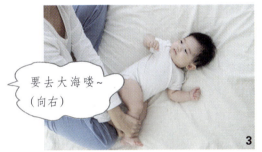

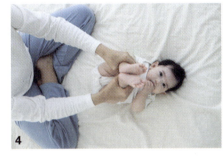

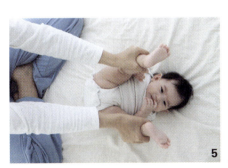

方法 1 奶奶用双手握住宝宝的小腿。

2 由左向右活动宝宝的小腿。

3 再由右向左活动宝宝的小腿。

4~5 用双手把宝宝的双脚并拢，缓缓推向宝宝脑袋的方向。

效果 给宝宝换尿布的时候做这个按摩很好。放松宝宝的背部、腰、腿、脚趾，培养宝宝的柔韧性。

踩脚式瑜伽

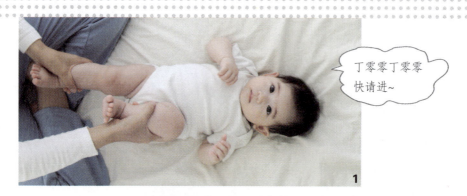

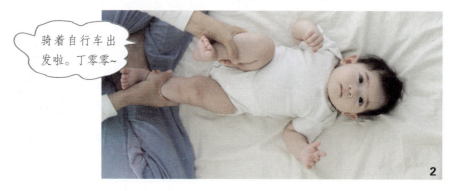

方法 1 抓住宝宝的小腿使其膝盖弯曲。

2 帮助宝宝像踩在自行车脚踏板上一样踏动。

效果 刺激骨关节，预防生长痛。

有消除便秘的效果。

有助于快速长
高的宝宝深化
瑜伽

深化瑜伽

不仅骨头会变结实，而且还能发育得坚固漂亮。
有助于宝宝成长发育，塑造美腿。

倒树式瑜伽

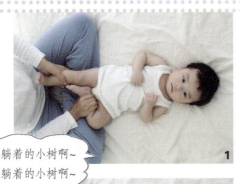
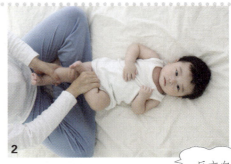

躺着的小树啊~
躺着的小树啊~

反方向

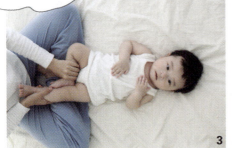
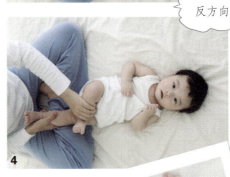

方法 1　握住宝宝的一侧小腿使其膝盖弯曲，帮助宝宝的脚掌抵碰到另一侧腿。

2　在上述姿势的基础上，将宝宝的脚向上抬起，使脚跟碰触到另一侧腿的膝盖。

3　相反方向再做一次。

4　如果宝宝做得好的话，帮助宝宝像祈祷一样举起双手向头上方延伸。

直直地伸到脑袋上方

效果 有益于宝宝整个身体的平衡并帮助宝宝形成正确的姿势。

接电话式瑜伽

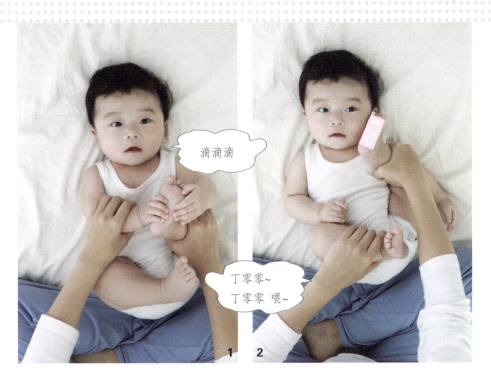

方法 1 把宝宝的脚当成电话机，帮助宝宝像拨号码一样轻轻敲打自己的脚。

2 假装用脚接电话的样子将宝宝的脚贴近宝宝的耳朵。

效果 有刺激大脑的效果。

使骨关节更圆滑，刺激生长板使宝宝蹭蹭地长个子。

看天空式瑜伽

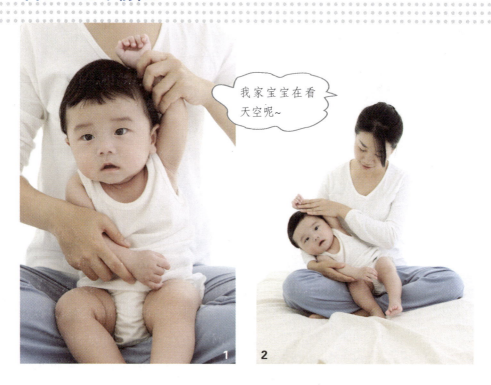

我家宝宝在看天空呢~

方法　1　把宝宝的一只手放在肚脐处，另一只手靠近耳朵向上举起。

　　　　2　使宝宝向左或向右倾斜上身保持可以看到奶奶的姿势。

效果　是培养宝宝身体柔韧性的姿势。

　　　不仅可以刺激呼吸器官，还可以刺激大肠，使血液循环更加顺畅。

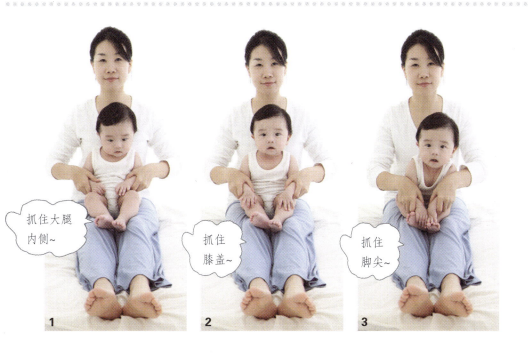

方法 1 以两只脚向前伸的状态坐好。

2 帮助宝宝用双手依次抓住大腿内侧→膝盖→脚尖。

效果 刺激大肠、心脏、膀胱,帮助排出体内废物。

缓解脊柱的紧张感。

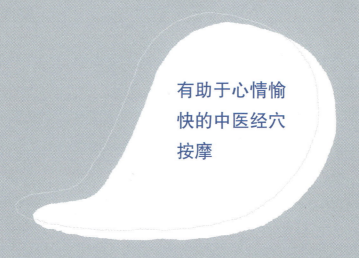

有助于心情愉
快的中医经穴
按摩

中医按摩

　　一边用手按压一边让身子放松，促进气血畅通，塑造一个免疫力很强的宝宝。

有利于缓解便秘的肚角穴按摩

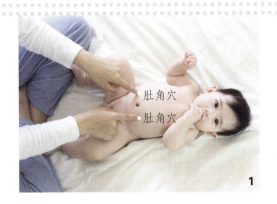

肚角穴
肚角穴

1

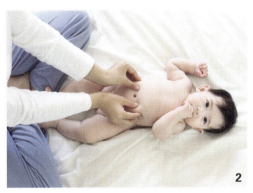

2

注意 不要用掐的方式抓起宝宝腹部的肌肉。

注意抓起的肌肉不要过多或过少。

按摩肚角穴后用手掌给宝宝做太阳公公式按摩，可以缓解宝宝的不安情绪，使宝宝舒服地接受按摩。

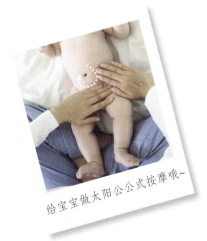

给宝宝做太阳公公式按摩哦~

方法 1 以肚脐为基准，轻轻按压位于肚脐两侧1~2厘米处下方的肚角穴。

2 用双手纵向抓起宝宝腹部肌肉再松开，反复几次。

效果 刺激大肠的横结肠和下行结肠，强化消化功能。

帮助排出体内废物。

膻中穴按摩

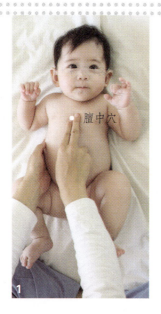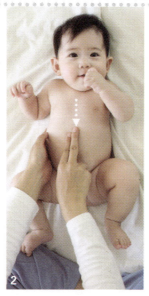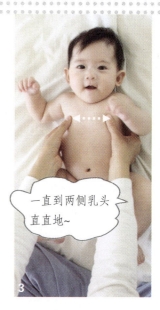

一直到两侧乳头
直直地~

方法　1　抚摩位于宝宝两个乳头中间的膻中穴。

　　2　用食指、中指由膻中穴开始向下推至心口方向（↓）。

　　3　用两手手指由膻中穴开始向两侧推至乳头方向（↔）。

效果　有祛痰的效果，对咳嗽、哮喘、多痰的宝宝非常有益。

　　消除宝宝胸闷的症状。

　　预防感冒。

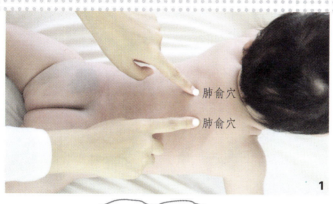

肺俞穴
肺俞穴

1

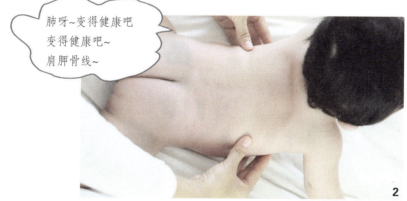

肺呀~变得健康吧
变得健康吧~
肩胛骨线~

2

方法 1 轻轻按压位于宝宝后背胸椎两侧约1厘米处的肺俞穴。

    2 用两个拇指按"人"字方向由胸椎骨开始向下扫至肩胛骨线（肩胛骨）处。

效果 刺激肺部使其变得更健康，强化呼吸器官的功能。

潜藏体内1厘米处的脊椎线按摩

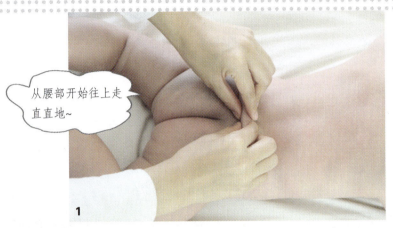

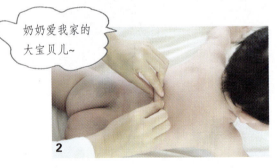

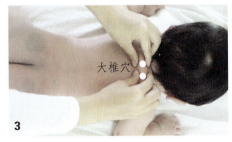

方法 1 从宝宝腰部开始至位于脖子后面（大椎穴）的部位，轻轻按压脊椎线。

2~3 用手指一点一点向上抓住再松开，反复几次。

效果 把五脏六腑中分散的元气聚集起来。

刺激脏器神经，提高免疫力。

后承山穴按摩

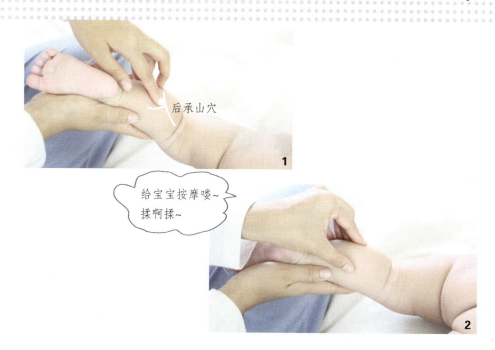

后承山穴

给宝宝按摩喽~
揉啊揉~

方法 1 托起宝宝的脚，找到小腿肚上"人"字分岔的小槽（后承山穴），轻轻按压这个部位。

2 用手掌抚摩揉搓后承山穴附近的位置，或者使用两手手指揉搓这个部位。

效果 可以预防生长痛，能缓解僵硬的肌肉，有使其变柔软的功效。

对于走路晚或活动量大的宝宝很有效果。

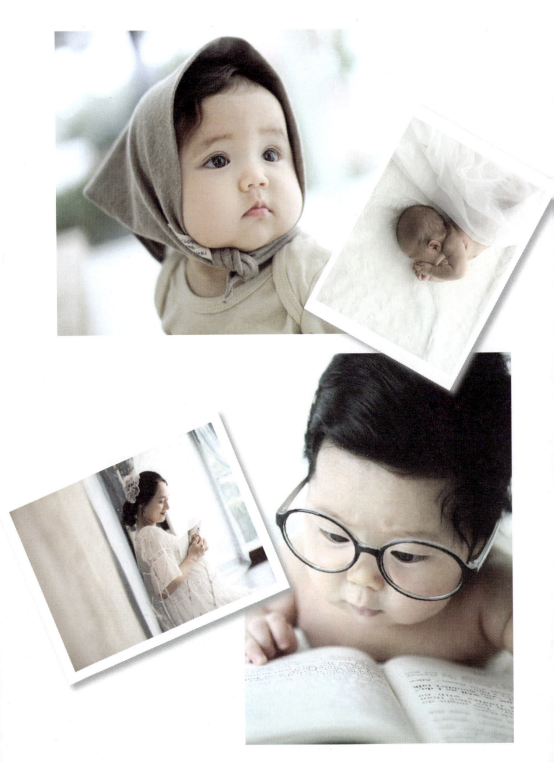